_____ 님의 소중한 미래를 위해

이 책을 드립니다.

4주면 내 상체가 자랑스러워진다!

난생 처음
상체 홈트

원앤원스타일 우리는 책이 독자를 위한 것임을 잊지 않는다.
우리는 독자의 꿈을 사랑하고,
그 꿈이 실현될 수 있는 도구를 세상에 내놓는다.

난생 처음 상체 홈트

초판 1쇄 발행 2017년 7월 24일 | **지은이** 김동현
펴낸곳 (주)원앤원콘텐츠그룹 | **펴낸이** 강현규 · 박종명 · 정영훈
책임편집 정미라 | **편집** 심보경 · 김현진 · 이광민 · 김윤성
디자인 최정아 · 홍경숙 | **마케팅** 김가영 · 김서영
등록번호 제301-2006-001호 | **등록일자** 2013년 5월 24일
주소 100-826 서울시 중구 다산로 16길 25. 3층(신당동. 한흥빌딩) | **전화** (02)2234-7117
팩스 (02)2234-1086 | **홈페이지** www.1n1books.com | **이메일** khg0109@1n1books.com
값 16,000원 | ISBN 979-11-6002-076-2 13510

원앤원스타일은 (주)원앤원콘텐츠그룹의 건강 · 취미 · 여행 · 실용 브랜드입니다.
잘못 만들어진 책은 구입하신 서점에서 교환해 드립니다.
이 책을 무단 복사, 복제, 전재하는 것은 저작권법에 저촉됩니다.

이 도서의 국립중앙도서관 출판시도서목록(CIP)은 e-CIP홈페이지(http://www.nl.go.kr/ecip)에서
이용하실 수 있습니다.(CIP제어번호 : CIP2017015253)

4주면 내 상체가 자랑스러워진다!

난생 처음
상체 홈트

김동현 지음

원앤원스타일

홈트만 제대로 해도
눈이 머무는 상체가 된다!

저는 뼛속까지 트레이너입니다. 많은 사람들의 PT를 했으며 지금은 헬스장을 운영하며 보다 좋은 PT를 하고자 노력하고 있습니다. 헬스장을 운영하면 많은 사람들을 만나게 되는데 요즘은 예전에 비해 놀라울 정도로 꾸준히 운동을 하는 분들이 많아졌습니다. 시대가 변하면서 자신을 가꾸는 방법도 변했기 때문입니다. 많은 사람들이 자신의 몸을 가꾸며 느끼는 만족감이 삶의 질을 향상시키고 삶을 윤택하게 만들 수 있다는 사실을 알게 되었고, 건강한 몸을 위해 몸 관리에 더욱 신경을 쓰게 된 것입니다. 실제로 운동을 통해 건강한 몸을 만든 분들은 어디서든 건강한 에너지와 자신감이 넘치는 모습을 보여줍니다. 그럴 때면 '건강한 몸에는 건전한 정신이 깃든다.'라는 말이 떠오릅니다. 이런 분들을 보면 저 역시 스스로를 반성하게 되고 더욱 노력하게 됩니다. 아직까지 과학·의학계에서도 운동보다 더 좋은 건강관리법을 찾지 못한 걸 보면 운동이야말로 최고의 건강관리법이 아닐까요?

하지만 일부 안타까운 면도 있습니다. 멋진 몸을 만들기 위해 굶으면서 살만 빼거나 단기간에 몸을 만들려고 하는 사람들도 많다는 것입니다. 단식, 원 푸드 다이어트처럼 음식으로만 살을 빼려고 하거나 건강과 몸의 균형을 고려하지 않은 채 특정 운동만 고집스럽게 하는 건 건강에 정말 안 좋은 방법들입니다. 저는 단기간에 무리하게 살을 빼는 PT방식을 싫어하기에 레슨을 받는 회원들에게 항상 "드세요. 드셔도 됩니다."라고 말합니다. 하루 세끼를 여러 번 나눠 먹어도 되고, 치킨이나 피자, 중국 음식 같은 고칼로리의 음식을 먹어도 됩니다. 못 먹고 스트레스를 받아 괴로워하는 것

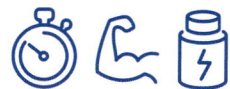

보다 먹고 싶을 때 먹고 운동하는 것이 즐겁게 운동할 수 있는 비결이기 때문입니다. 다만 처음에는 훈련을 통해 폭식이나 야식을 참는 법을 배워야 합니다. 2주에서 4주 동안 양을 줄이고 소식을 통해 위를 줄이는 훈련을 제대로 해낸다면 이후에는 다른 사람의 도움 없이도 혼자서도 먹고 싶은 걸 먹으면서 몸을 관리할 수 있습니다.

건강한 몸은 쉽게 얻을 수 없다는 것을 많은 사람들이 잘 알고 있습니다. 운동이 익숙하지 않은 사람들은 한 번씩은 다음과 같은 패턴을 경험했을 것입니다. 어느 날, 굳게 결심을 하고 운동을 시작합니다. 하지만 시간이 지날수록 일상에 치여 혹은 오랜만에 하는 운동에 몸이 너무 힘들어 포기하게 됩니다. 그렇게 점점 운동과는 멀어진 채 살아가다 어느 순간 정신을 차리고 다시 운동을 시작합니다. 그러나 다시 위의 패턴이 반복됩니다. 이렇게 반복될 때마다 돈은 돈대로 쓰고, 요요는 요요대로 오고, 건강은 건강대로 안 좋아져 전보다 몇 배는 더 노력해야 합니다. 분명하게 말할 수 있는 건 하기 싫어서 안 하는 게 아니라는 것입니다. 내 몸에 맞지 않게 무리하게 시작했거나 생활이 바빠 위의 패턴이 반복되는 것입니다.

많은 분들이 저에게 레슨을 받으러 옵니다. 다들 처음에는 몸 관리를 잘 받아서 원하는 몸과 건강을 되찾겠다며 굳게 마음을 먹고 레슨을 시작합니다. 하지만 회원들 역시 위에서 말했던 패턴처럼 생활이 바빠서, 일에 치여서, 혹은 운동하는 게 귀찮아서 포기 아닌 포기를 하고는 합니다. 익숙하지 않은 운동을 하려니 몸은 힘들고, 자꾸 귀찮은 생각이 들어 운동을 쉬거나 갑자기 일이 바빠져 그만두는 경우는 충분히 생길 수 있습니다. 그런 분들에게 제가 꼭 하는 말이 있습니다. "중간에 못 나오셔도 괜찮습니다. 나중에 다시 운동하면 됩니다. 대신 쉬었다 다시 시작하는 시간을 단축하면 좋을 것 같습니다." 당장 운동을 그만두더라도 내 몸이 '나 원래 운동하고 건강 관리하는 사람이야.'라고 인식할 수 있도록 금방 다시 운동을 시작하면 됩니다.

한 가지 더, 무슨 운동이라도 상관없습니다. 짧은 시간이라도 괜찮습니다. 집에서 잠깐이라도 운동해야 합니다. '오늘은 시간이 없으니까 내일 해야지.' 하며 매일 미루지 말고 '이것만이라도 해야지, 이거 한두 번 하고 누워있어야겠다.' 하는 생각으로 몸을 움직여 운동을 너무 오래 미루는 일이 없도록 해야 합니다. 짧게 쉬고 혼자서라도 조금씩 움직이는 것, 그것이 건강한 몸을 만드는 첫걸음입니다.

그래서 집에서도 쉽게 몸을 만들 수 있는 운동들로 프로그램을 구성했습니다. 바로 홈트(홈트레이닝)입니다. 운동을 많이 접해본 적 없는 사람이 집에서 혼자 운동을 한다는 건 결코 쉬운 일은 아닙니다. 내가 하는 동작이 맞는 동작인지 잘 모르겠고, 어디에 힘을 주어야 하는지도 막막하기만 합니다. 이런 어려움을 잘 알기에 초보자도 쉽게 홈트를 할 수 있도록, 쉬운 운동방법으로 최대 효과를 볼 수 있는 동작들만 모았습니다. 또한 헬스장에서 기구를 사용해서 운동할 때와 비슷하게 몸에 자극을 줄 수 있도록 구성했습니다. 단기간에 살을 뺐지만 요요가 온 분들, 운동을 하다가 오히려 건강이 나빠진 분들, 너무 힘들게 운동을 해서 운동이 무서운 분들, 일이 많아 운동할 시간이 없거나 헬스장 요금이 부담되던 분들도 가볍고 즐거운

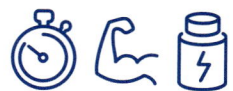

마음으로 편하게 운동할 수 있습니다. 이 책을 보며 꾸준히 운동을 한다면 건강도 지킬 수 있고, 멋진 몸도 만들 수 있을 것입니다. 이 책은 특히 근육 운동에 중점을 두었습니다. 근육은 건강을 유지할 수 있게 해주며 몸이 아플 때 빠른 회복을 할 수 있도록 도와주는 중요한 요소입니다. 이 책의 프로그램대로 따라한다면 건강한 몸, 누구나 꿈꾸는 몸을 만들 수 있습니다.

예전처럼 포기하는 시간이 길어져 무너지는 몸을 보고 실망하거나 노여워하지 말고 혼자서도 멋진 몸을 만들 수 있는 홈트를 따라 해봅시다. 이제는 집에서 혼자 충분히 해낼 수 있습니다. 의지와 잠깐의 노력이면 혼자서도 쉽게 멋진 몸을 만들 수 있습니다. 책과 동영상을 보면서 30분도 안 되는 짧은 시간을 통해 '누구나 쉽게 따라 할 수 있는 상체 운동 홈트'로 삶의 질을 향상시키고, 남들의 부러움을 살만한 상체를 만드는 일에 이 책이 좋은 안내서가 되기를 바랍니다.

김 동 현

1. 상체 홈트 프로그램의 구성

	좌우 푸시업 ⊕	슈퍼맨 로우 ⊕	힐터치
1세트	15개	10개	15개
	1분 휴식	1분 휴식	1분 휴식
2세트	15개	10개	15개
	1분 휴식	1분 휴식	1분 휴식
3세트	15개	10개	15개

각 동작마다 운동 횟수와 세트 수를 정해 프로그램을 구성했습니다. 자신의 역량에 맞춰 개수를 줄이거나 늘려 운동 강도를 조절할 수 있으며, 주마다 다른 운동으로 구성되어 상체 근육을 골고루 발달시킬 수 있습니다. 남녀노소 누구나 집에서도 쉽게 할 수 있도록 도구 사용을 최소화했으며, 상체 근육에 효과적인 동작들만을 담았습니다.

2. '포인트'와 '주의사항'으로 바른 동작 코칭

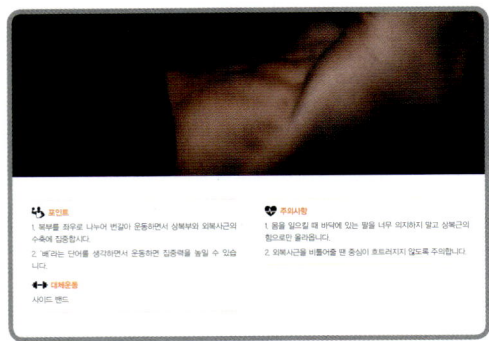

🏋 포인트
1. 복부를 좌우로 나누어 번갈아 운동하면서 상복부와 외복사근의 수축에 집중합시다.
2. '벼'라는 단어를 생각하면서 운동하면 집중력을 높일 수 있습니다.

❤ 주의사항
1. 몸을 일으킬 때 바닥에 있는 팔을 너무 의지하지 말고 상복근의 힘으로만 올라옵니다.
2. 외복사근을 비틀어줄 때 중심이 흐트러지지 않도록 주의합니다.

↔ 대체운동
사이드 밴드

잘못된 자세로 운동할 경우, 근육과 관절에 무리를 줄 수 있습니다. 각 운동마다 하단에 '포인트'와 '주의사항'을 넣어 동작시 어디에 힘을 줘야 하는지, 어떤 동작을 주의해야 하는지 자세히 설명했습니다. 사람들이 특히 어려워하는 동작의 경우 별도의 페이지에 사진과 설명을 추가해 혼자서도 바른 자세를 잡기 쉽게 구성했습니다.

3. 상체 홈트 동영상 49개 수록

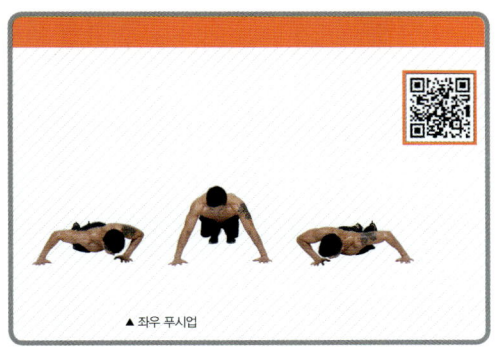

▲ 좌우 푸시업

본문에 총 49개의 동영상 QR코드를 수록해 동영상을 보면서 스트레칭과 근육 운동을 쉽게 따라 할 수 있도록 했습니다. 각 동작마다 동영상을 넣어 자세한 동작을 익힐 수 있으며, 각 회차 시작 부분에 매 회차 운동을 연결해 한 번에 볼 수 있도록 구성했습니다. 또한 1장에서는 홈트 전후에 하기 좋은 스트레칭 동영상을 제공했습니다.

4. 대형 포스터 수록

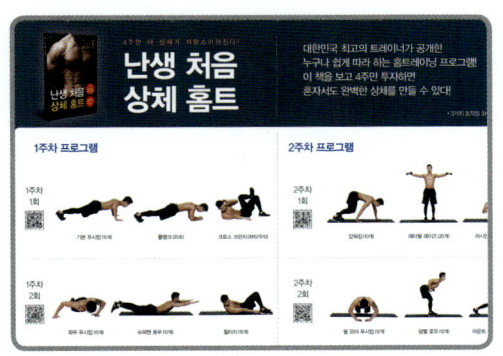

책을 보지 않고도 운동하기 편하도록 벽에 붙일 수 있는 대형 포스터를 수록했습니다. 포스터 상단과 각 동작에 QR코드를 삽입해, 16가지 동작을 풀(full) 영상으로 보거나 한 동작씩 보면서 운동할 수 있도록 했습니다. 포스터 하나만 있으면 어디서든 쉽게 홈트를 할 수 있습니다.

📱 **스마트폰 초보자를 위한 QR코드 스캔방법**

① 네이버나 다음 등 포털사이트 애플리케이션을 실행한다. ② 검색창에서 마이크 표시를 누르고 코드 검색을 선택한다. ③ QR코드를 찍으면 자동으로 인식되어 해당 동영상이 업로드된 사이트로 이동한다. ④ 동영상을 재생해 동작을 열심히 따라 한다.

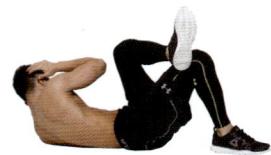

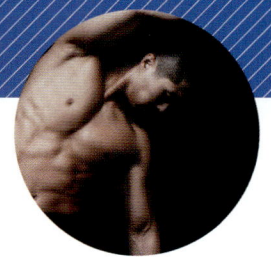

3장_ 난생 처음 상체 홈트 2주차 프로그램

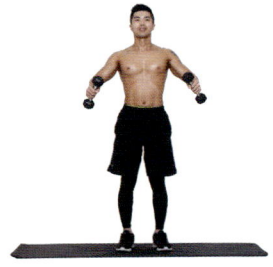

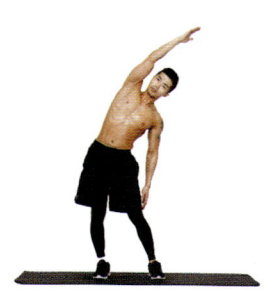
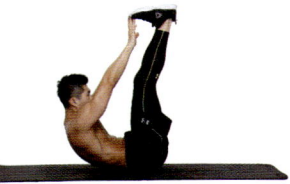

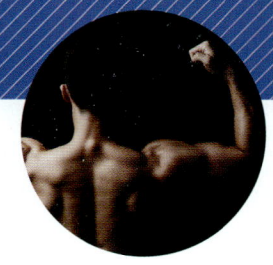

6장_ 상체 홈트 전에 이것만은 꼭 알아두자

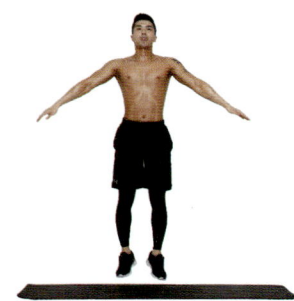

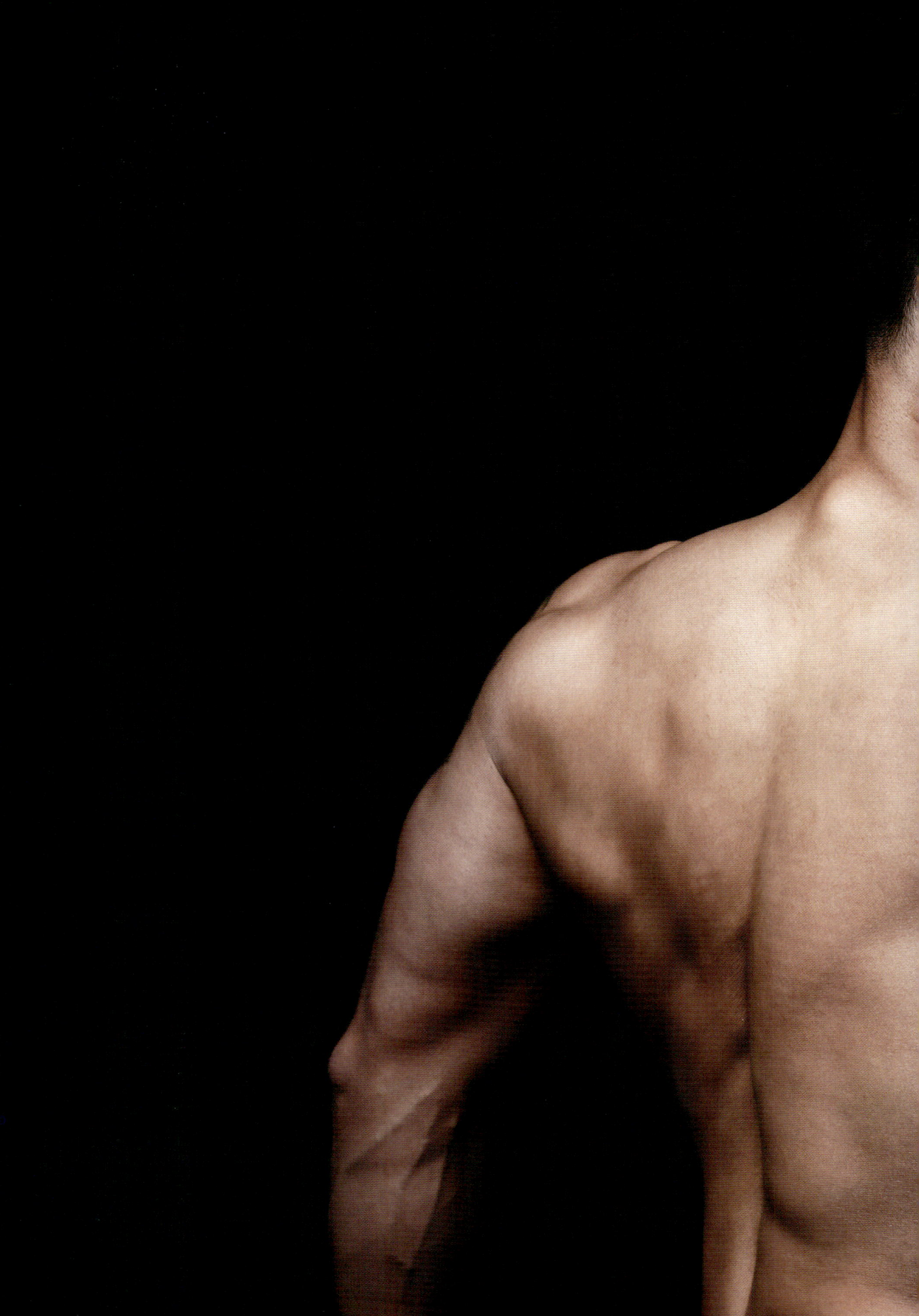

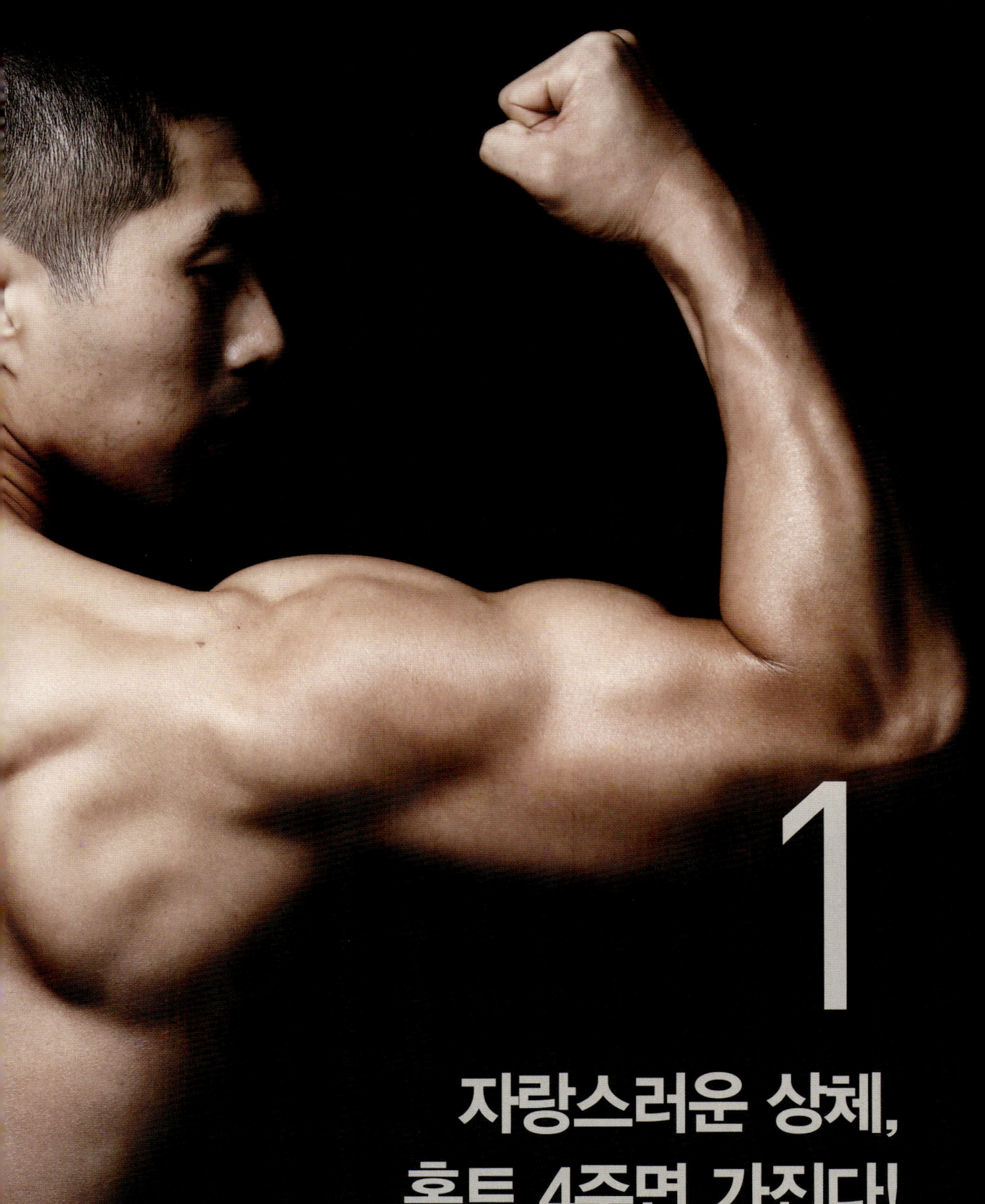

1

자랑스러운 상체,
홈트 4주면 가진다!

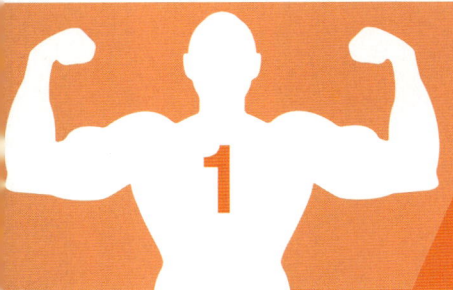

매력적인 상체,
누구나 만들 수 있다

　사람을 만나 그 사람의 외형을 볼 때 일단 제일 먼저 눈에 들어오는 건 인상과 어깨를 비롯한 균형 잡힌 상체가 아닐까 싶습니다. 물론 눈썰미가 좋은 사람은 다리도 보고 스타일도 보고 하겠지만, 보통은 전체적인 인상과 상체에서 뿜어져 나오는 균형미를 제일 먼저 보게 됩니다. 이 사실을 알기 때문에 많은 사람들이 상체 운동의 매력에 더 빠져드는 것입니다.

　운동을 할 때 우리 몸은 보통 상체와 하체로 구분됩니다. 좌우를 기준으로 나누기보다는 허리를 기준으로 힘의 기반인 하체와 허리 주변의 몸통부터 어깨와 가슴, 그리고 팔을 포함한 상체로 나누어 운동하는 것이 더 효과적입니다. 힘의 원천이자 몸을 지탱해주는 하체를 기반으로 크고 넓은 어깨, 우람한 팔 근육, 균형 잡힌 상체를 만든다면 누가 봐도 매력적이고 좋은 몸이 될 수 있습니다.

　하지만 상체를 키우기 위해 어느 한 부위만 집중적으로 운동한다면 오히려 몸에 해가 될 수 있습니다. 헬스장에서 운동은 많이 한 것 같은데 몸의 조화가 왠지 어색한 사람들을 본 적 있을 것입니다. 몸의 균형을 생각하지 않고 한쪽으로 치우친 운동만 고집해 뭔가 어색하게 느껴지는 것입니다. 상체를 골고루 발달시켜야 하는데 자기가 좋아하거나 잘하는 부위만 집중적으로 운동했기 때문입니다.

　운동 자체가 워낙 힘들기 때문에 어떤 사람들은 자신이 잘할 수 있는 운동에만 집중합니다. 그러나 상체 운동은 균형을 생각해서 운동해야 합니다. 넓은 어깨를 갖기 위해서는 등을 넓혀야 하고, 우람하고 갈라진 팔을 만들기 위해서는 이두와 삼두를 함께 운동해야 합니다. 또한 선명한 복근이

더 도드라지기 위해서는 허리를 잘록하게 만드는 등 한쪽에 치우치지 않은, 균형 잡힌 운동을 해야 멋진 상체를 만드는 일이 가능합니다. 하체와 더불어 전체적인 몸의 균형을 맞추는 운동을 한다면 보다 매력적이고 탄력적인 상체를 만들 수 있습니다.

　작은 의지만 있다면 움츠러 들었던 어깨와 굽은 허리, 근육이 부족해 조금만 무리해도 쑤셨던 허리, 너무 가늘어서 힘이 없는 팔이나 지방이 두꺼워 걸을 때마다 흔들리던 팔뚝 날갯살, 하루가 다르게 늘어나는 뱃살 등 힘이 없고 볼품없었던 상체를 강화할 수 있습니다. 조금만 노력한다면 바르고 균형 잡힌 상체를, 튼튼한 허리와 크고 쫙 벌어진 넓은 어깨를, 우람하고 갈라진 팔을 만들 수 있습니다.
　아주 작은 의지를 가지고 누구나 쉽게 따라 할 수 있는 이 책을 보면서 조금만 움직여보십시오. 당신의 멋있는 상체가 당신의 자신감이 되고, 그 자신감으로 당신의 하루하루가 바뀔 수 있습니다.

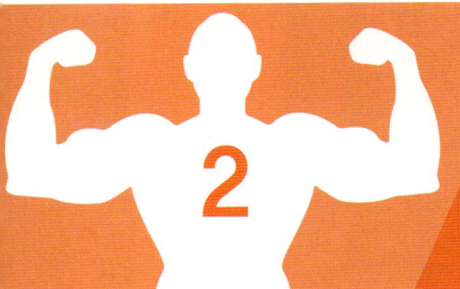

2 어깨 운동만으로는 넓은 어깨를 가질 수 없다

우리가 멋진 상체를 꿈꿀 때 가장 먼저 떠올리는 건 바로 넓은 어깨입니다. 눈에 제일 먼저 보이기도 하고, 상체에서 큰 비중을 차지하기 때문에 어깨 운동을 통해 멋진 상체를 만들려는 사람들이 대부분일 것입니다.

넓은 어깨를 갖기 위해서 사람들은 대부분 어깨 운동에 집중합니다. 하지만 등 운동을 하지 않으면 우리가 꿈꾸는 넓고 우람한 어깨는 상상에만 그칠 뿐입니다. 어깨 운동으로는 울퉁불퉁한 근육을 키울 수는 있어도 직각으로 떨어지는 자연스러운 어깨 모양을 만들기는 힘듭니다. 등 운동을 통해 등이 넓어지면 어깨는 자연스럽게 넓어집니다. 여기에 입체적인 윤곽을 입히는 어깨 운동을 더한다면 어떤 옷을 입어도 예쁘게 떨어지는 멋진 어깨를 가질 수 있습니다.

어깨 운동을 할 때에 항상 명심해야 할 것은 어깨 근육을 키우고 넓히기 위해서는 먼저 넓은 등을 만들어야 하고, 그 등 운동을 발판으로 어깨 운동을 해야 한다는 점입니다. 어깨 운동만으로 근육을 붙여 어깨를 넓히는 데는 한계가 있습니다. 또한 몸 전체 균형도 깨져 어색해 보일 수 있습니다. 턱걸이나 덤벨 로우 같은 운동으로 등 근육을 발달시켜주는 동시에 덤벨 숄더·레터럴 레이즈 등 직접적인 어깨 운동을 해주어야 균형 잡힌 넓은 어깨를 만들 수 있습니다. 등 운동의 효과로 넓은 어깨를 만드는 것이 효과적이고 바람직한 어깨 운동 방법입니다. 좋은 어깨를 갖기 위해서는 주변 근육 운동을 함께 해야 내가 원하는 어깨 근육을 만들 수 있습니다.

어깨 운동뿐만이 아니라 모든 운동이 그렇습니다. 우리의 몸은 균형 있게 설계되어 있습니다. 근육을 키울 때도 키우고자 하는 근육에 직접적인 도움을 주는 운동과 그 근육을 뒷받침해주는 부위들에 힘을 주는 운동을 함께 해야 합니다. 이런 몸의 조화를 잘 이해하고 운동을 통해 근육을 강화한다면 다른 사람들보다 더 멋있고 조화로운 몸을 만들 수 있습니다. 가슴과 삼두, 가슴과 어깨, 등과 이두, 허리와 복근처럼 서로 연결되어 있는 근육 운동을 같이 해야 내가 원하는 가슴·팔·복근을 가질 수 있습니다. 원하는 부위의 근육을 키우고 싶다면 그 부위와 연관된 근육 운동도 꼭 강화해야 한다는 점을 잊지 마시길 바랍니다.

이 책은 상체의 연관성을 조합해 몸의 밸런스와 그 밸런스를 이용한 효과적이고 체계적인 운동법을 담고 있습니다. 여기에 따라 하기 쉽도록 사진과 함께 동영상을 첨부했습니다. 균형 잡힌 멋진 상체를 원한다면 이 책을 꾸준히 따라 하시길 바랍니다. 이 책을 따라 상체 홈트를 한다면 여러분이 원하는 넓은 어깨를 만들 수 있습니다.

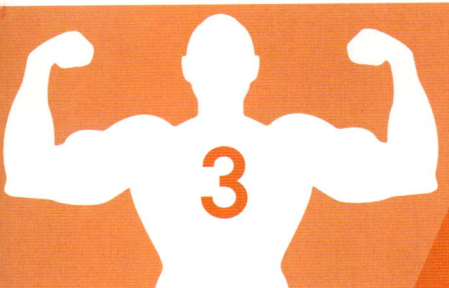

3 가슴 운동 제대로 하는 사람은 몇 안 된다

우리가 가슴 운동을 생각할 때 가장 먼저 떠오르는 운동은 '팔굽혀펴기 (푸시업)'일 것입니다. 혹은 헬스장에서 운동하는 사람이라면 벤치 프레스를 상상할 것입니다. 그러나 가슴 운동을 열심히 했다고 해도 본인이 생각했던 만큼 만족스러운 가슴을 가지지 못하는 사람들이 대부분입니다. 그 이유가 무엇일까요? 바로 제대로 된 가슴 운동을 하지 않았기 때문입니다. 올바른 가슴 운동은 주변 협동근(주요 근육이 발달하는 데 필요한 근육)을 이용해서 운동해야 합니다. 그러나 사람들은 보통 힘만 쓰는 운동, 혹은 개수만을 위한 운동을 하면서 제대로 된 가슴 운동을 하고 있다고 착각하고는 합니다.

가슴 운동은 자세를 잡기가 어려운데, 잘못된 자세로 가슴 운동을 하는 경우도 상당수입니다. 가슴 운동을 할 때는 어깨를 움츠리지 말고, 어깨 힘이 아닌 가슴으로 밀어준다는 느낌으로 해야 합니다. 즉 삼두 힘이 적당히 관여해 가슴을 앞으로 펴서 밀어줘야 합니다. 그러나 가슴 운동시 고개를 숙이거나 어깨를 올리는 등 좀더 수월한 자세를 취하려는 사람들을 많이 볼 수 있습니다. 운동하는 순간에는 편하게 느껴지겠지만, 이럴 경우 어깨나 등에 힘이 분산되기 때문에 자신의 노력만큼 가슴 운동의 결과를 얻기 힘듭니다. 운동하는 부위에 집중해야 그 효과를 최대로 끌어 올릴 수 있는데, 다른 부위에 힘이 분산되어 집중도 떨어지고 효과도 떨어진다면 운동을 하면서도 손해 보는 기분일 것입니다.

헬스 트레이너들이 "가슴으로 미세요." "등으로 당기세요." "어깨로만 미세요." "배에 힘을 주고 올라오세요."라고 말하는 것은 운동 부위에 최대한

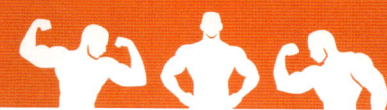

집중해 힘을 주기 위해서입니다. 운동을 할 때, 어느 한 부위에 집중할 수 있는 능력은 트레이너들만이 가지고 있는 능력이 아닙니다. 누구나 다 할 수 있지만 연습이 부족하거나 아직 어색해서 또는 그 자세가 제대로 된 자세인지 아닌지 모르기 때문에 자꾸만 힘이 분산되는 것입니다. 바르지 않은 자세로 운동할 경우, 운동 효과가 없는 것은 물론 뜻하지 않은 근육통까지 겪게 되어 몸에 악영향을 끼칠 수도 있습니다. 상체 운동에서 중요한 것은 가슴을 펴고 운동하는 것인데 시선 처리나 고개를 고정하는 것만 잘해도 정확한 자세를 잡는 일이 훨씬 수월해집니다.

운동을 할 때는 내가 운동하는 부위에 집중할 수 있도록 신경써야 합니다. 그래야 운동하는 부위의 근육과 그 근육을 뒷받침해주는 협동근이 고루 발달해 운동의 완성도를 높일 수 있습니다. 편안하고 올바른 자세로 운동의 집중력을 높여야만 내가 원하는 몸을 만들 수 있다는 사실을 꼭 명심하시기 바랍니다.

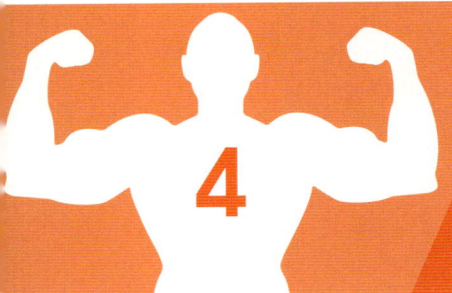

지나친 긴장은
효율적인 운동을 방해한다

4

혹시 운전을 처음 했던 때를 기억하십니까? 운전을 해본 경험이 없다면 처음 자전거를 배웠던 때를 기억하십니까? 갑자기 이 이야기를 꺼내는 이유가 궁금하실 것입니다. 레슨을 받으러 온 많은 사람들은 운전이나 자전거를 처음 배울 때처럼 지나치게 긴장해 온몸이 굳어있는 모습을 보이는 경우가 많습니다. 운전을 처음 했을 때나 자전거를 처음 탔을 때를 떠올려 봅시다. 손에 땀이 날 정도로 핸들을 꽉 잡고, 내 앞에 지나가는 차를 보는 것도 힘듭니다. 정면만 보는 것도 어려운데 옆에서는 자꾸 앞뒤를 잘 살펴보라고 소리칩니다. 고개는 움직이지 않고 목과 어깨에는 힘이 세게 들어가 운전을 하고 나면 근육통이 생기기도 합니다. 또 너무 긴장해 숨을 자꾸 참다가 몰아쉬기를 반복하기도 합니다.

이런 모습이 바로 '지나친 긴장'입니다. 처음 배우는 것이니 몸이 긴장하는 것은 어찌 보면 당연한 현상입니다. 운동을 할 때에도 지나친 긴장이 일어나는 경우가 많습니다. 특히 하체 운동보다 운동 빈도수가 낮은 상체 운동을 할 때 사람들은 더 긴장합니다. 지나친 긴장으로 인해 몸이 경직되면 자칫 부상으로 직결될 수도 있기에 주의해야 합니다.

몸의 긴장과 경직을 풀어주는 방법에는 2가지가 있습니다. 첫 번째는 꾸준히 하는 것입니다. 지나친 긴장과 근육의 경직은 많이 해보지 않아서, 즉 익숙하지 않아서 생기는 현상입니다. 사람들은 누구나 처음 접하는 것에 약간의 두려움을 가지기 마련입니다. 특히 내 몸이 익숙하지 않은 어떤 행동을 해야 할 경우, 나도 모르는 사이에 몸이 반응해 굳어 버리게 됩니다. 머릿속으로는 수십 번 "괜찮다, 무섭지 않다."라고 외쳐도 몸이 그것을 받아

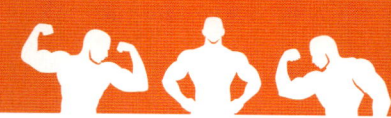

들이는 데는 시간이 꽤 필요합니다. 이때는 몸이 스스로 익숙하다고 느낄 때까지 계속해서 같은 자세를 유지하는 방법밖에는 해법이 없습니다.

두 번째는 편안한 호흡을 하는 것입니다. 운동할 때 지나치게 긴장하면 숨을 참게 됩니다. 호흡이 중지된 상태로 운동을 할 경우 산소공급이 원활하지 않으며, 혈압이 상승하거나 운동 페이스 조절에 실패하는 등 불필요한 일들이 발생될 수 있습니다. 이럴 때 편안하고 자연스럽게 호흡을 이어가는 연습을 한다면 긴장할 때 발생되는 정지된 호흡을 완화시킬 수 있습니다. 자세를 잡는 것만 생각하면서 숨을 참지 말고, 먼저 편안한 호흡을 한 후 올바른 자세를 취해야 합니다. 보통 "근육이 수축한 뒤 내뱉고 이완할 때 들이마시세요."라고 말합니다. 그러나 근육의 수축이완을 느끼기도 벅찬데 호흡까지 신경을 써야 해서 따라 하기 쉽지 않습니다. 그냥 편안하게 호흡하고 힘을 쓰고 난 직후 '후' 하면서 한 번 잘 내뱉어주기만 해도 괜찮습니다.

꾸준하게 운동해 몸의 경직을 풀고, 편안하게 호흡해 몸의 긴장을 조금이나마 완화시킬 수 있도록 해봅시다. 그렇게 되면 운동으로 경직되었던 목과 어깨, 허리가 조금씩 안정되어 보다 효율적인 운동을 할 수 있습니다. 운동 효과는 좋은 자세에서 나오지만 좋은 자세는 꾸준한 운동, 편안한 호흡에서 시작됨을 기억하시길 바랍니다.

5 상체 홈트 프로그램, 역량에 맞게 활용하자

이 책의 강도는 최상위 레벨이 아닙니다. 또 그렇다고 운동을 한 번도 해본 적 없는 사람을 위한 입문 레벨도 아닙니다. 이 책은 운동에 관심이 있으나 체력과 운동 능력이 약한 초보자들, 기본 근력이 있는 중급자들에게 초점을 맞추었습니다. 작은 의지만 있다면 쉽게 따라할 수 있는 중간의 강도, 더 높은 레벨로 가기 위해 조금만 노력하면 되는 정도의 강도가 이 책의 레벨입니다.

운동마다 개수가 정해져 있으나 그 개수는 기본적인 사항일 뿐 무리하게 맞춰서 할 필요는 없습니다. 책이나 동영상을 보면서 운동을 따라 할 때 본인의 역량에 맞게 개수를 정하면 됩니다. 어떤 사람은 팔굽혀펴기는 잘하지만 턱걸이는 약할 수 있습니다. 또 반대로 턱걸이는 잘해도 팔굽혀펴기는 잘 못하는 사람이 있을 수 있습니다. 당기는 운동을 잘하는 사람, 미는 운동을 잘하는 사람, 버티는 운동을 잘하거나 그렇지 않은 사람이 있기 마련입니다. 안 되는 부분을 억지로 극복하려 하지 않아도 됩니다. 힘든 부위는 정해진 개수보다 한두 개 정도 적게 하다가 익숙해질수록 개수를 늘리면 됩니다.

처음부터 무리하지 않고, 조금씩 노력하면 모든 부위가 안정적으로 발달할 수 있습니다. 이 책을 활용하는 데 있어서 가장 좋은 방법은 자세를 변형시키지 않고, 올바른 자세를 유지하면서 자신이 정한 개수를 지키며 운동하는 것입니다. 그리고 한 종목이 아닌 모든 프로그램을 완주할 때까지 체력을 적절하게 분배하는 것입니다. 운동 강도를 좀더 세게 하고 싶은 사람은 정해진 개수보다 더 많은 개수를 소화하면 됩니다. 책에 10개로 나와

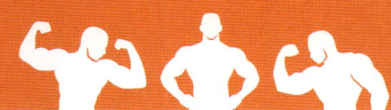

있다면 15개씩 해 모든 프로그램을 완주하면 됩니다. 또는 덤벨의 무게를 조금씩 올려서 운동한다면 강도를 높일 수 있습니다.

이 책의 프로그램은 총 4주로 구성되어 있으며, 1주 프로그램은 3회로 구성되어 있습니다. 1회마다 3가지 동작을 한 세트로 이어서 운동하고, 그 동작들을 3세트 반복하도록 짜여 있습니다. 3회에 걸쳐 9가지 동작을 완주하면 1주 프로그램이 완성됩니다. 한 세트에 3가지 운동으로 구성되어 있기에 운동 강도는 높아질 수밖에 없습니다. 짧은 시간에 효과적으로 균형 있는 상체를 만들기 위한 최적의 프로그램입니다.

한 번에 무리하지 말고 적당한 체력 분배로 프로그램을 완주해보시기 바랍니다. 운동하는 동안 개수나 시간을 조금씩 늘리면 자연스럽게 운동 강도를 올릴 수 있습니다. 상체 홈트 프로그램으로 누구나 쉽고 빠르게 그리고 혼자서도 좋은 몸, 멋진 상체를 만들 수 있습니다.

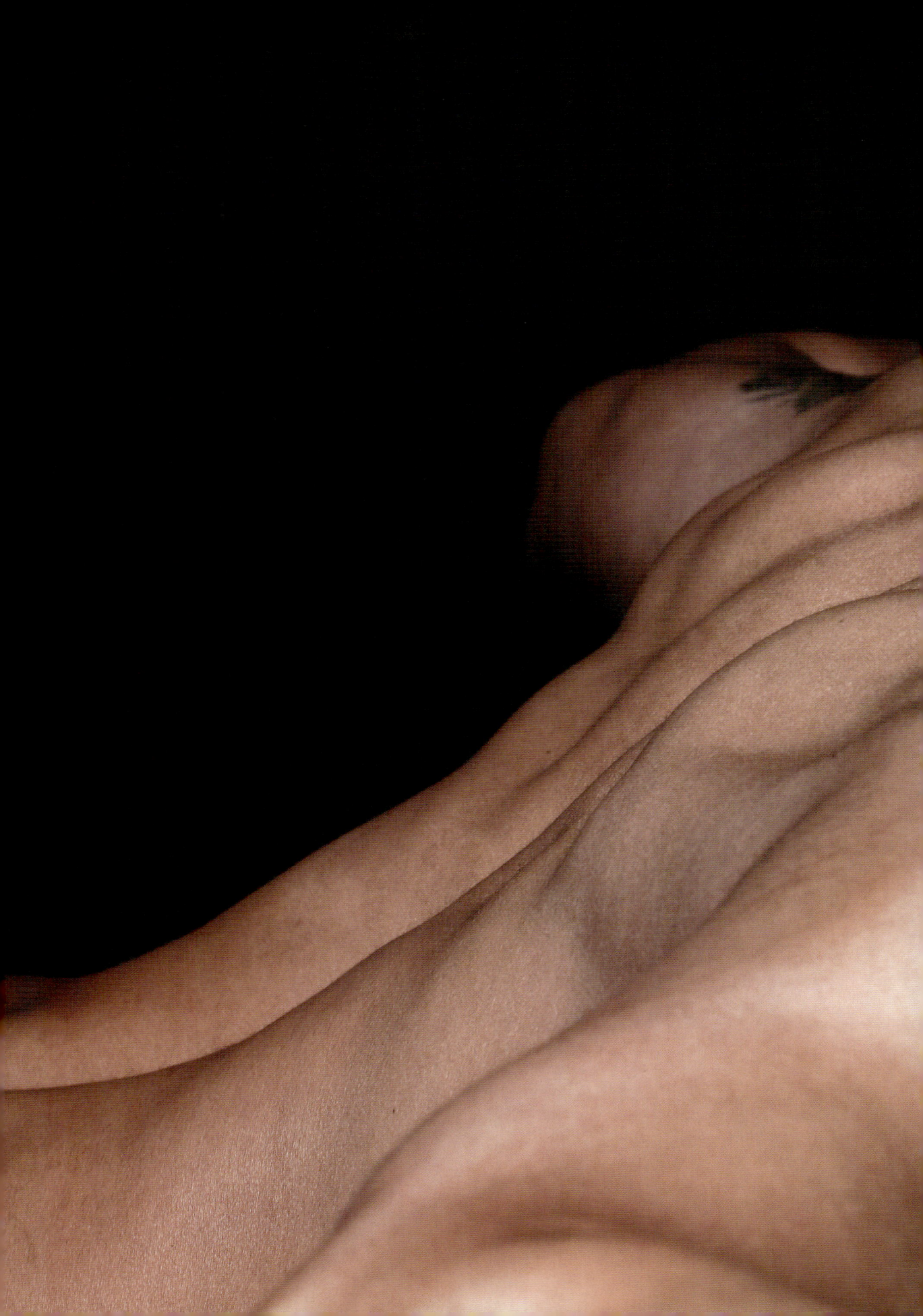

2

난생 처음 상체 홈트
1주차 프로그램

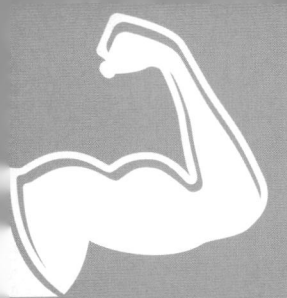

한눈에 보는 1주차 프로그램

1주차 1회		1주차 2회		1주차 3회
기본 푸시업 플랭크 크로스 크런치	+	좌우 푸시업 슈퍼맨 로우 힐터치	+	파이크 푸시업 데드리프트 팔 벌려 높이 뛰기

1주차 1회

❶ 기본 푸시업 ❷ 플랭크 ❸ 크로스 크런치

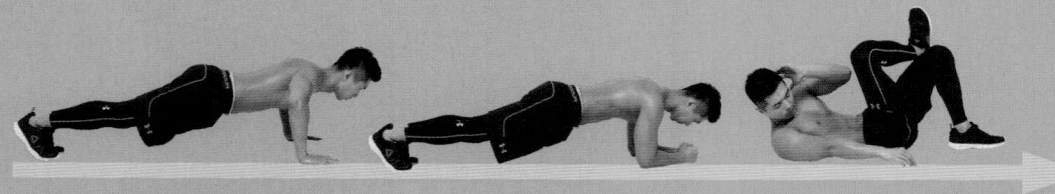

▲ 기본 푸시업   ▲ 플랭크   ▲ 크로스 크런치

1주차 2회
❶ 좌우 푸시업 **❷** 슈퍼맨 로우 **❸** 힐터치

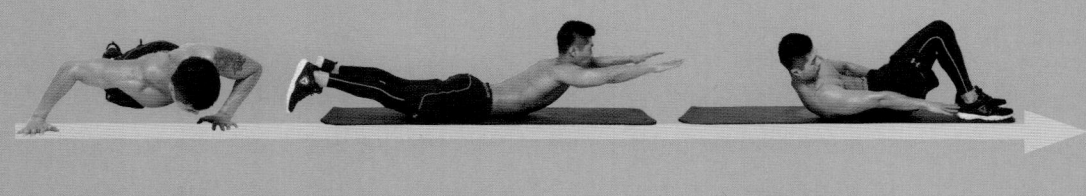

▲ 좌우 푸시업　　　　▲ 슈퍼맨 로우　　　　▲ 힐터치

1주차 3회
❶ 파이크 푸시업 **❷** 데드리프트 **❸** 팔 벌려 높이 뛰기

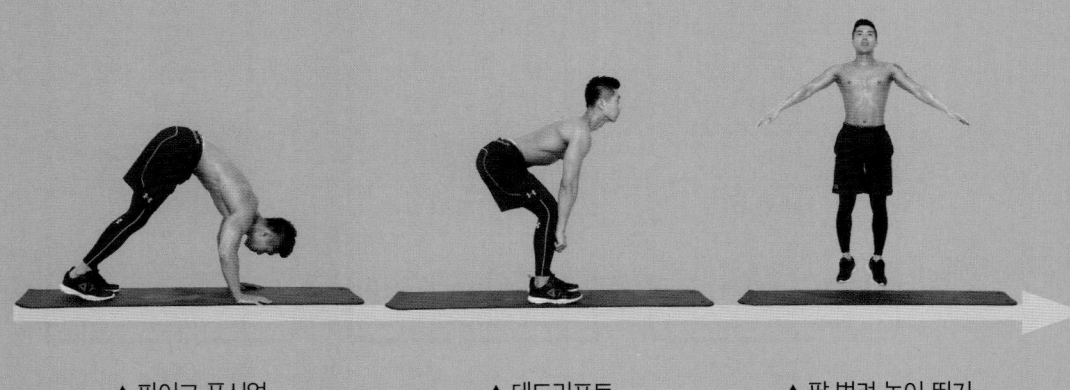

▲ 파이크 푸시업　　　　▲ 데드리프트　　　　▲ 팔 벌려 높이 뛰기

1주차 1회

❶ 기본 푸시업 15개

❷ 플랭크 20초   ×3세트 실시

❸ 크로스 크런치 20개(좌10/우10)

기본 푸시업은 전신 근지구력 강화와 체지방 연소에 도움이 되는 운동입니다. 플랭크는 코어 운동의 대표적인 운동으로 허리 주변 근육 강화에 큰 도움이 됩니다. 크로스 크런치는 복근과 함께 복근 주변근을 발달시키는 데 효과적입니다.

	기본 푸시업	⊕	플랭크	⊕	크로스 크런치
1세트	15개		20초		20개(좌10/우10)
	1분 휴식		1분 휴식		1분 휴식
2세트	15개		20초		20개(좌10/우10)
	1분 휴식		1분 휴식		1분 휴식
3세트	15개		20초		20개(좌10/우10)

1주차 1회 전체 동영상 보기 ▶

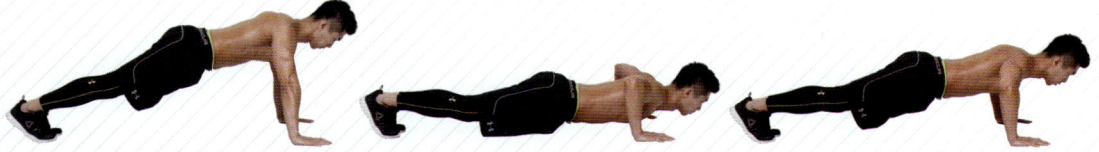

▲ 기본 푸시업

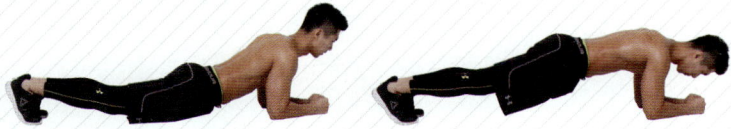

▲ 플랭크

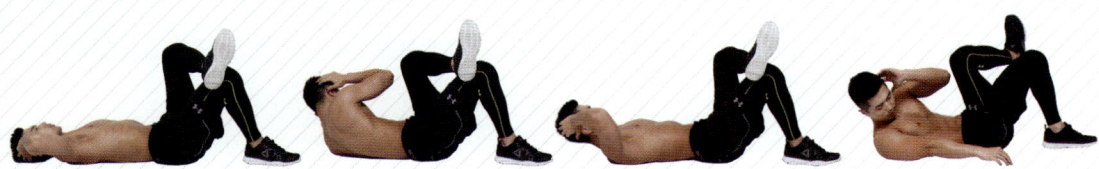

▲ 크로스 크런치

▸▸ 기본 푸시업 15개

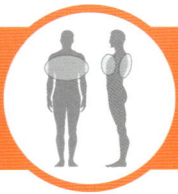

체중을 이용해 가슴 근육과 삼두근을 키우는 대표적인 전신 운동입니다. 가슴 근육과 삼두근의 근력 향상을 돕고 근지구력을 강화하며 체지방 연소에도 도움을 줍니다. 또한 전체적인 밸런스를 잡아주어 균형 있는 몸을 만들 수 있습니다.

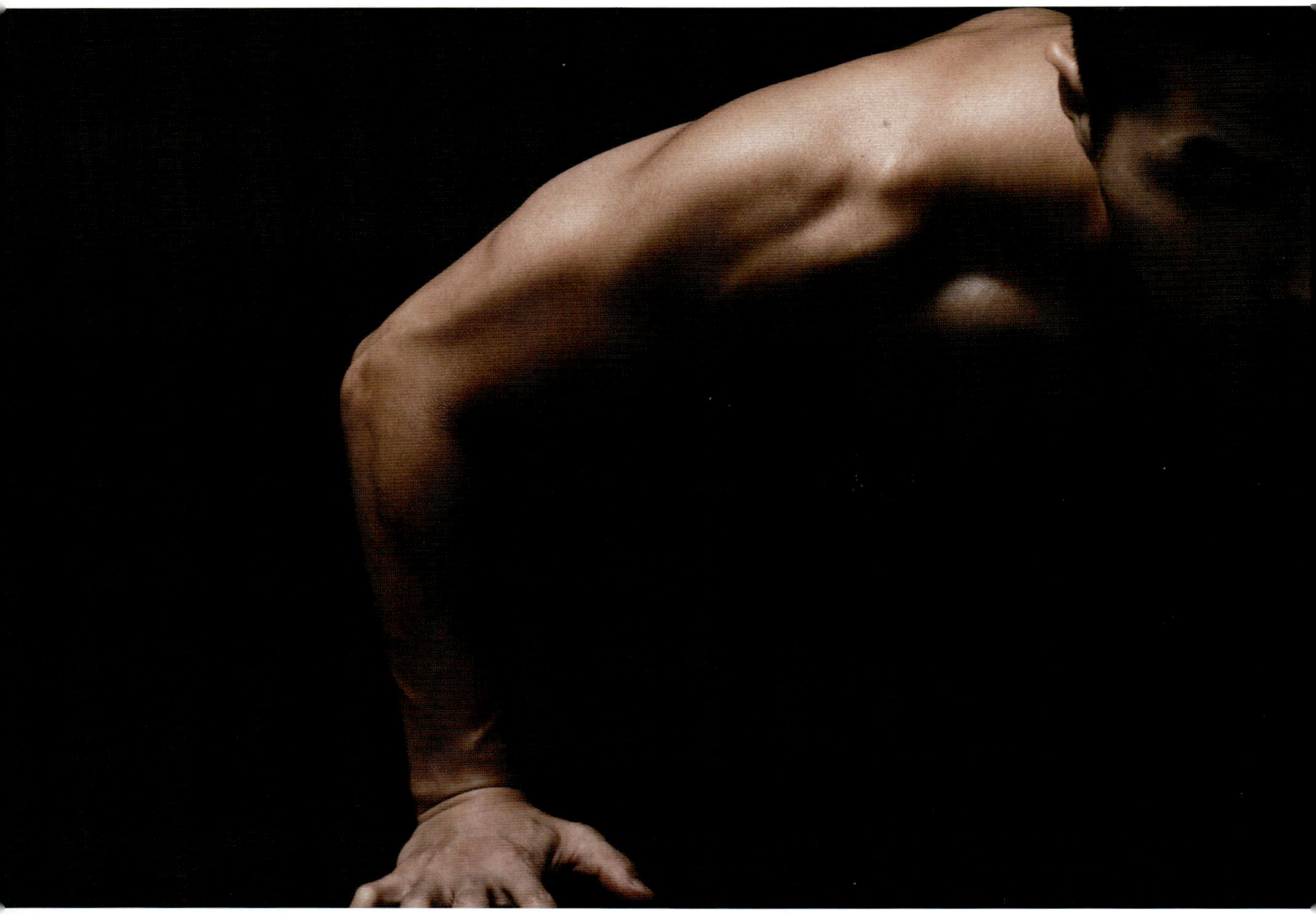

포인트

1. 고개를 숙이지 않고 턱을 든 상태로 가슴을 앞으로 펴면서 내려갑니다.
2. 손바닥으로 바닥을 밑으로 누른다고 상상하며 올라오면 더 집중할 수 있습니다.

대체운동

좌우 푸쉬업(42p), 벤치 푸시업(116p)

주의사항

1. 엉덩이가 너무 내려가 상체가 내려오지 못하는 자세나, 엉덩이를 과도하게 들어 올려 어깨에 집중되는 자세는 피해야 합니다.
2. 고개를 너무 숙여 어깨가 굽지 않게 합니다.

1 손바닥을 바닥에 대고 무릎을 떼고
엎드립니다.

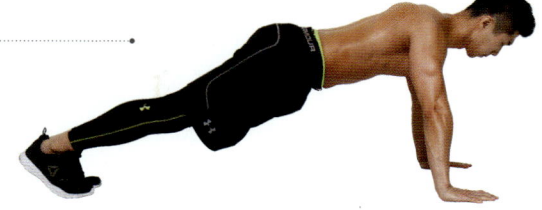

내려갈 때 어깨나 엉
덩이만 내려가지 않
습니다.

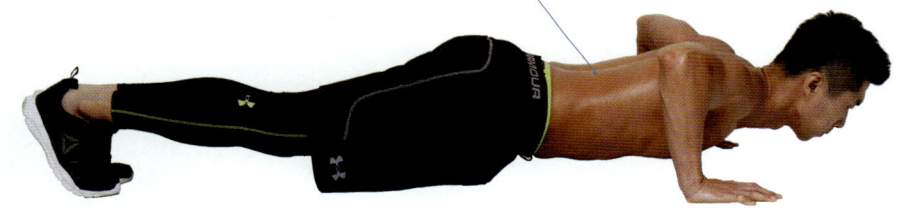

2 가슴을 펴고 팔을 구부려 몸을 아래로 내립니다.

3 바닥을 밀듯 팔을 펴며 위로 다시 올라옵니다.

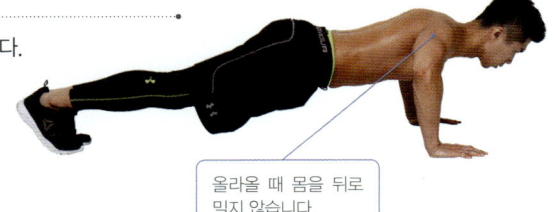

올라올 때 몸을 뒤로
밀지 않습니다.

기본 푸시업

잘못된 자세가 몸을 망친다!

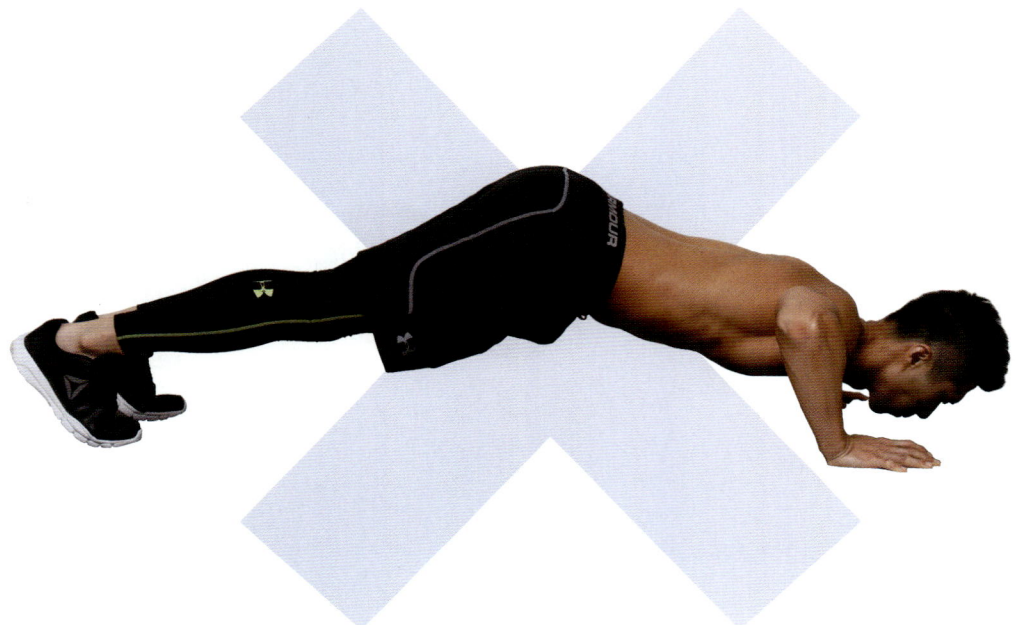

엉덩이는 내려오지 않고 어깨만 내려 얼굴이 바닥에 닿을 정도로 상체를 숙인 잘못된 자세입니다. 이 자세로 푸시업을 할 경우 목과 어깨가 경직됩니다. 또한 허리와 손목 근육 및 관절에 무리를 주어 부상을 입을 수도 있습니다.

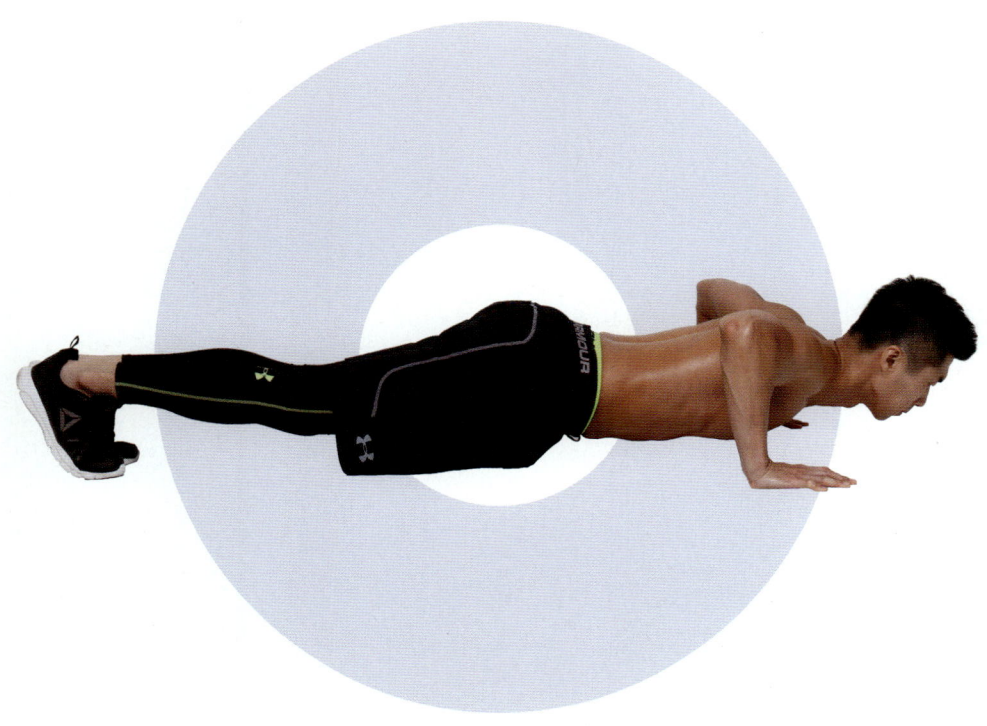

고개를 숙이지 않고 가슴은 편 상태에서 몸 전체가 내려온 안정적인 자세입니다. 이런 자세를 유지하면 근육의 집중이 가슴과 삼두로 모여 근력이 향상되며 몸의 전체적인 밸런스를 잡아줍니다.

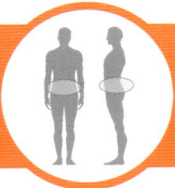

▶▶ 플랭크 20초

대표적인 코어 운동입니다. 바닥에 엎드린 자세에서 팔과 앞꿈치로 몸통 전체의 근육을 강화하는 운동이며, 특히 허리 주변 근육 강화에 매우 큰 도움이 됩니다. 평소 허리가 약한 사람이 주기적으로 운동하면 큰 효과를 볼 수 있습니다.

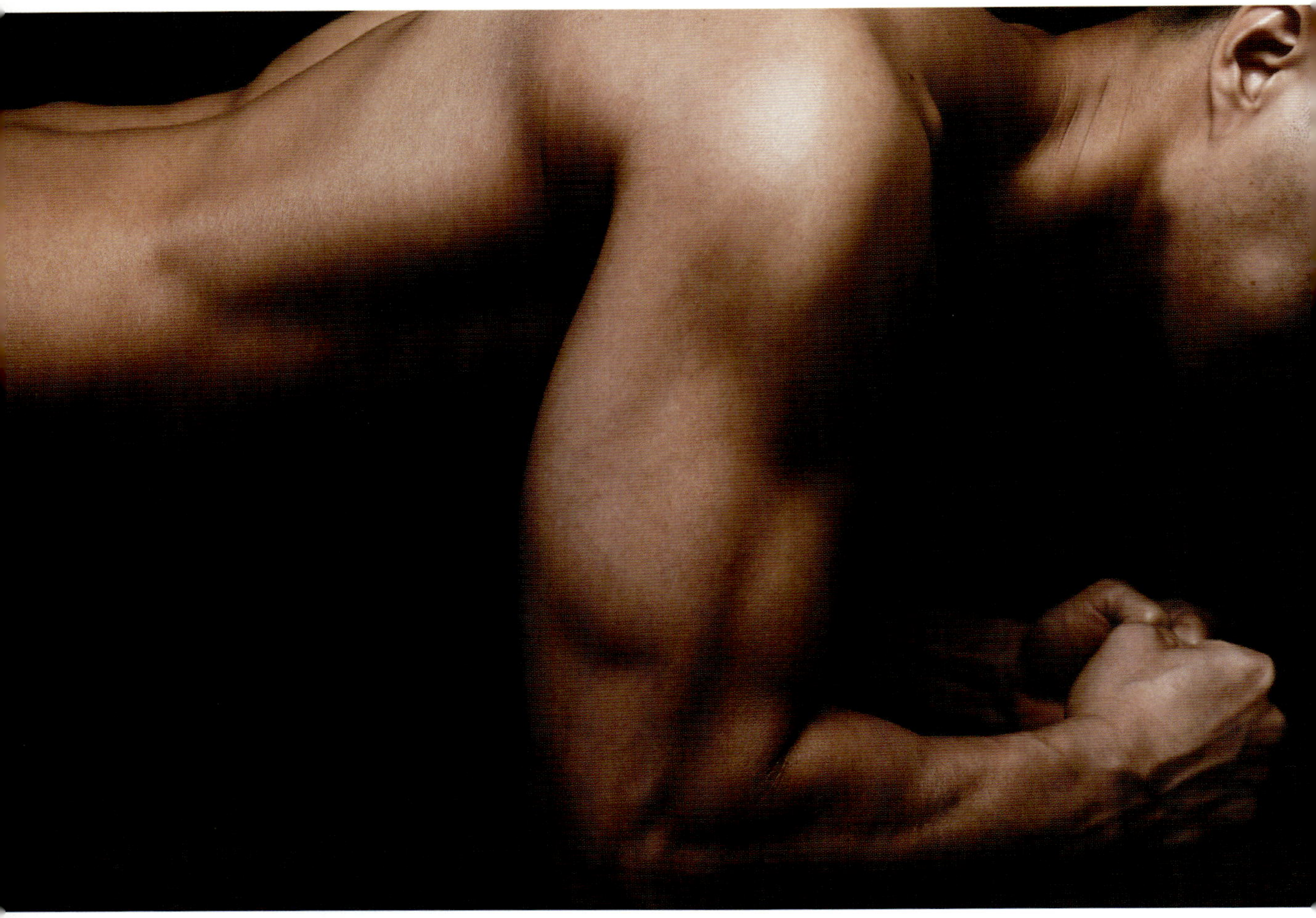

포인트

1. 팔의 위치를 몸 쪽에 가깝게 대줄수록 편한 자세가 나오니 팔을 너무 멀리 놓지 않습니다.

2. 가능하면 어깨로 버티려 하지 말고 배에 힘을 주기 위해 노력해봅시다.

대체운동

플랭크 다리교차(86p)

주의사항

1. 엉덩이나 허리가 너무 내려가는 자세는 허리에 무리가 가기 때문에 주의합니다.

2. 엉덩이를 너무 들어 올리지 말고 상체와 일직선이 되도록 유지합니다.

36

1 다리를 펴고 손과 팔꿈치를 댄 채
바닥에 엎드립니다.

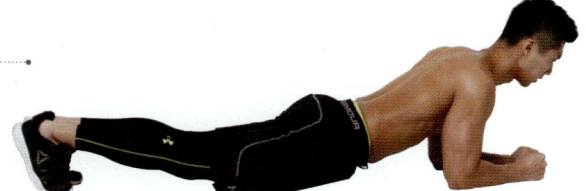

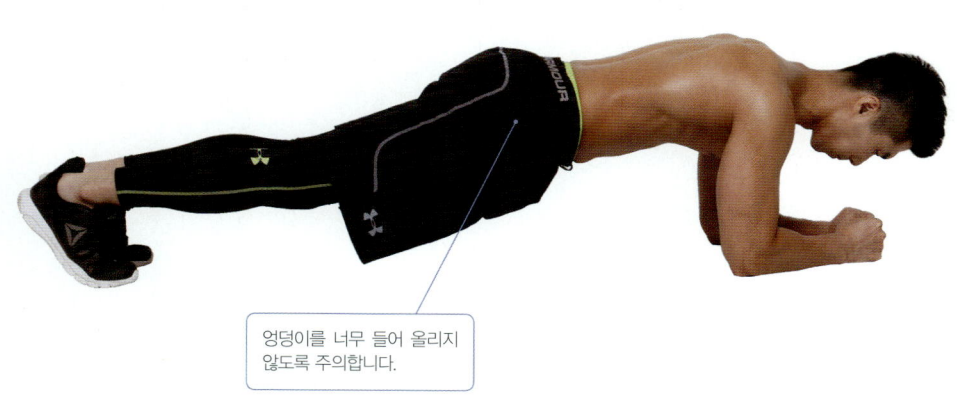

엉덩이를 너무 들어 올리지
않도록 주의합니다.

2 팔을 가슴 앞으로 모아서 바닥을 짚고 몸을 들어 올려
20초 동안 유지합니다.

▶▶ 크로스 크런치 20개(좌10/우10)

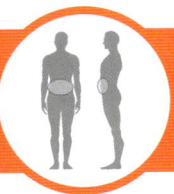

상복부와 외복사근을 동시에 발달시킬 수 있는 운동입니다. 복근과 주변근을 함께 발달시켜주기 때문에 복부의 근육 선명도를 좋게 해줍니다.

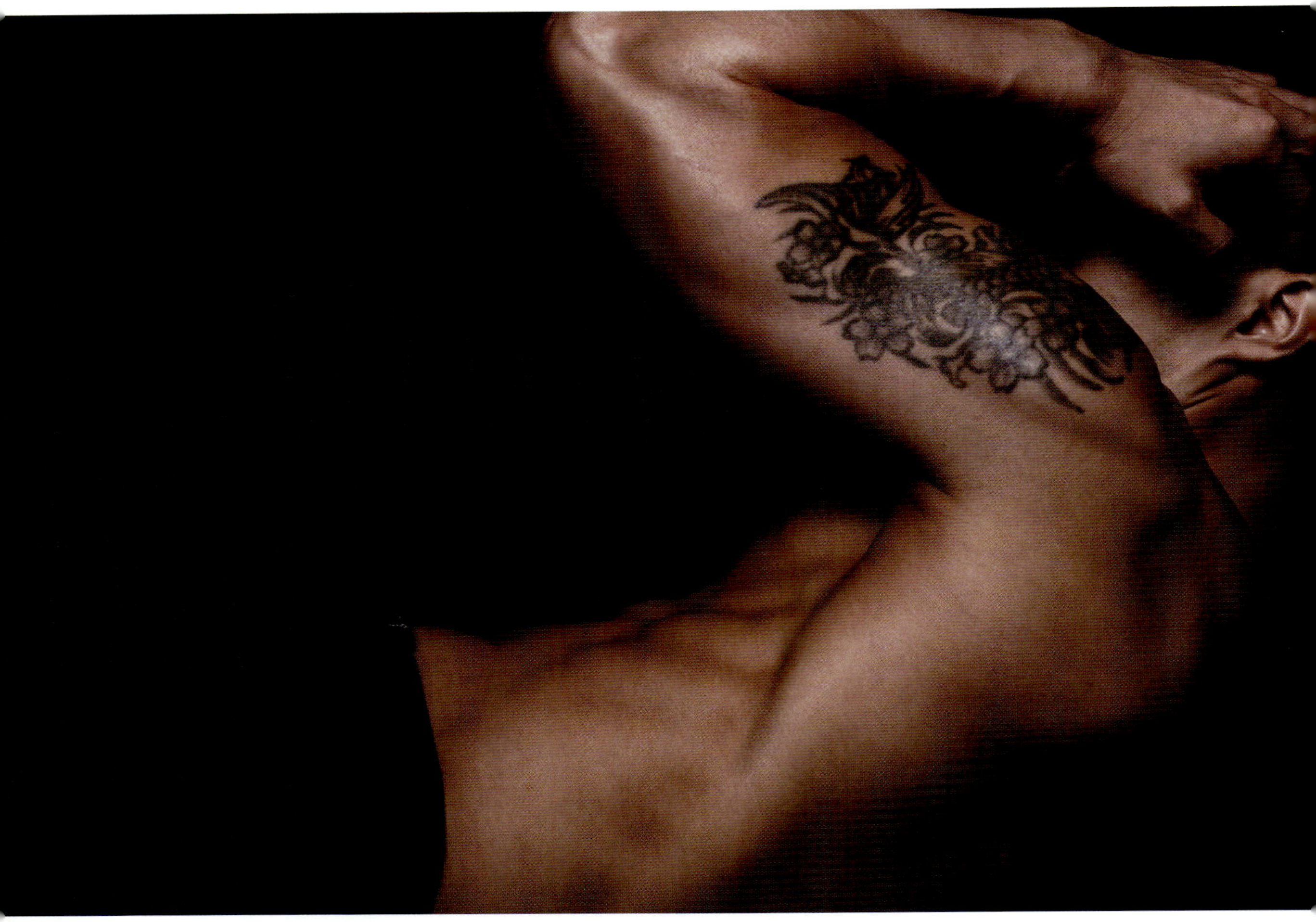

포인트

1. 복부를 좌우로 나누어 번갈아 운동하면서 상복부와 외복사근의 수축에 집중합시다.

2. '배'라는 단어를 생각하면서 운동하면 집중력을 높일 수 있습니다.

대체운동

힐터치(46p), 러시안 트위스트(70p)

주의사항

1. 몸을 일으킬 때 바닥에 있는 팔을 너무 의지하지 말고 상복근의 힘으로만 올라옵니다.

2. 외복사근을 비틀어줄 땐 중심이 흐트러지지 않도록 주의합니다.

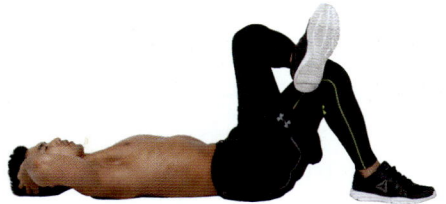

1 바닥에 누워 한쪽 무릎을 구부리고 반대쪽 다리를 올립니다.

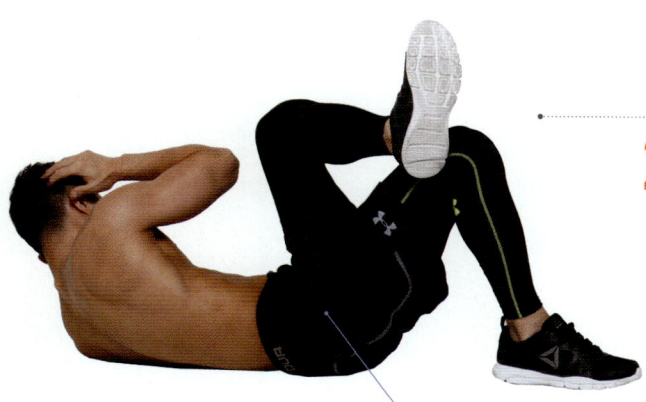

2 올린 다리의 반대쪽 팔을 귀 옆에 가볍 게 대고, 무릎과 팔꿈치가 마주칠 정도 로 올라옵니다.

외복사근을 비틀어줄 땐 중심이 흐트러지지 않도록 주의합니다.

3 배에 힘을 빼지 않고 천천히 내려갑니다.

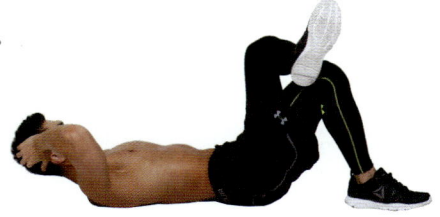

4 처음 자세로 돌아와 반대쪽도 같은 방법으로 운동합니다.

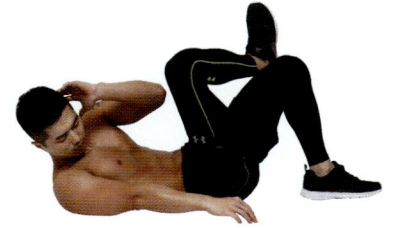

1주차 2회

❶ 좌우 푸시업 15개
❷ 슈퍼맨 로우 10개
❸ 힐터치 15개

× 3세트 실시

좌우 푸시업은 기본 푸시업을 좌우로 번갈아가며 하는 운동으로 삼두근 발달에 도움이 됩니다. 슈퍼맨 로우는 척추 주변근을 강화시키는 데 효과적입니다. 힐터치는 옆구리와 복부 전체에 자극을 주는 운동으로 쉽게 따라할 수 있는 것이 장점입니다.

	좌우 푸시업		슈퍼맨 로우		힐터치
1세트	15개	⊕	10개	⊕	15개
	1분 휴식		1분 휴식		1분 휴식
2세트	15개		10개		15개
	1분 휴식		1분 휴식		1분 휴식
3세트	15개		10개		15개

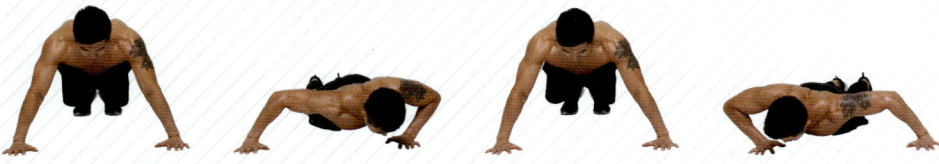

▲ 좌우 푸시업

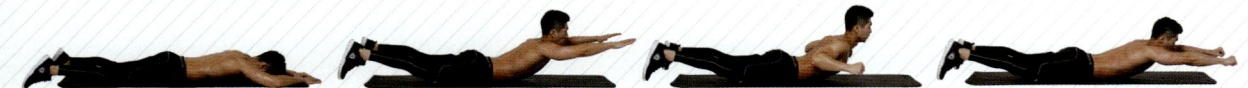

▲ 슈퍼맨 로우

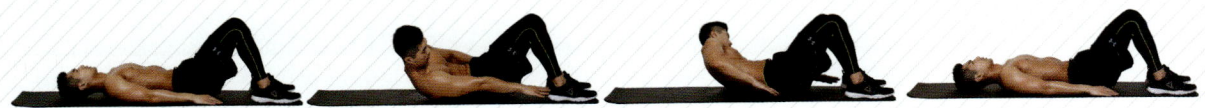

▲ 힐터치

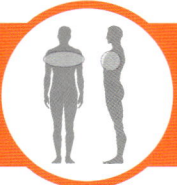

▶▶▶ 좌우 푸시업 15개

푸시업을 좌우로 번갈아가며 하는 운동입니다. 가슴 근육과 삼두근을 발달시키는 데 효과적입니다. 좌우로 번갈아가면서 한쪽씩 집중할 수 있기 때문에 기본 푸시업보다 강도가 높아 강한 자극을 느낄 수 있습니다.

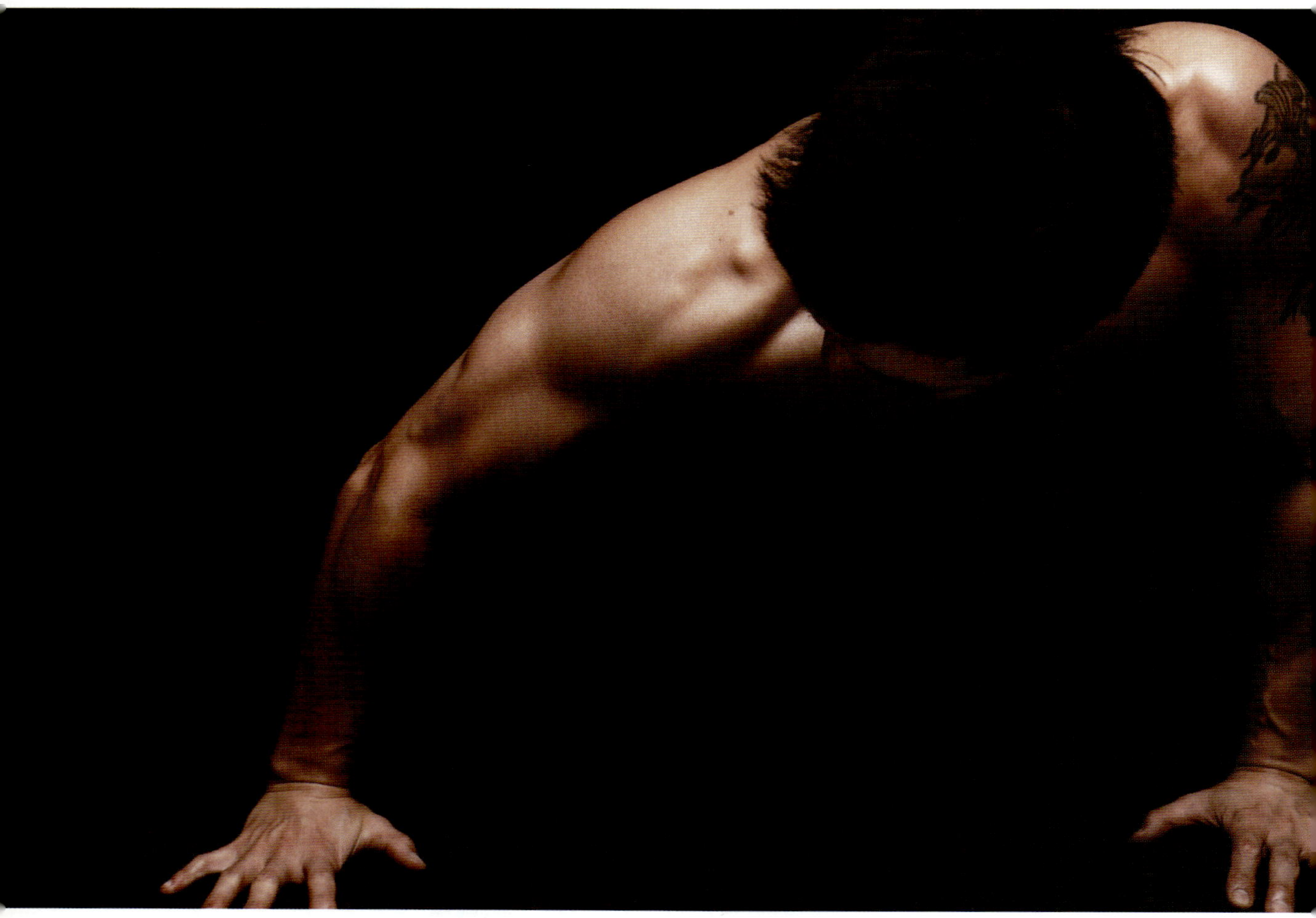

포인트

1. 좌우로 한 번씩 운동할 수도 있고, 혹은 왼쪽 3~5번, 오른쪽 3~5번씩 몰아서 운동할 수도 있습니다.

2. 발이 뒤로 밀리면 힘이 분산될 수 있기 때문에 앞꿈치를 잘 지탱해 운동합니다.

대체운동

기본 푸시업(32p), 스파이더 푸시업(140p)

주의사항

1. 몸이 내려갈 때 고개를 숙여 등이 굽지 않게 합니다.

2. 정면을 응시하면 가슴이 잘 펴지고 어깨나 허리가 굽는 것을 방지할 수 있습니다.

1 팔을 펴고 무릎을 떼서 팔굽혀펴기 자세를
취합니다.

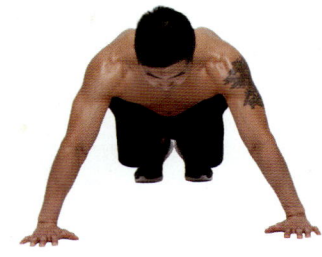

고개를 숙여 등이 굽지
않게 합니다.

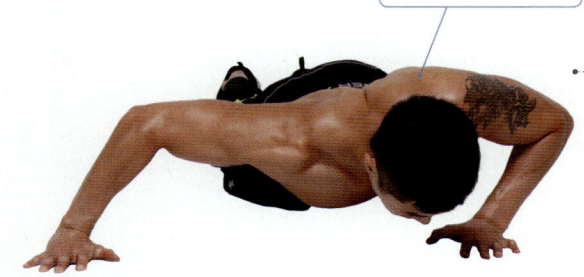

2 한쪽 방향으로 팔을 90도로 굽혀
내려갑니다.

3 바닥을 밀어주듯 팔을 펴서 위로 올라옵니다.

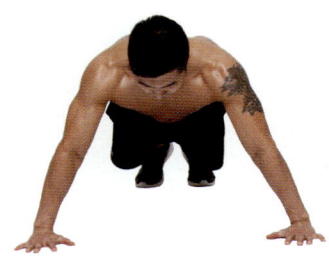

4 반대쪽으로 다시 내려갑니다.

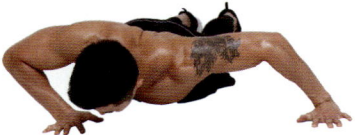

슈퍼맨 로우 10개

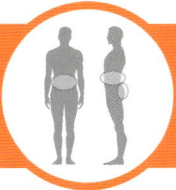

등 부위에서도 척추의 주변근 강화와 엉덩이의 탄력에 도움을 주는 운동입니다. 손발을 들고 팔을 당겨올 때 허리와 엉덩이에 집중되는 힘을 느껴봅시다.

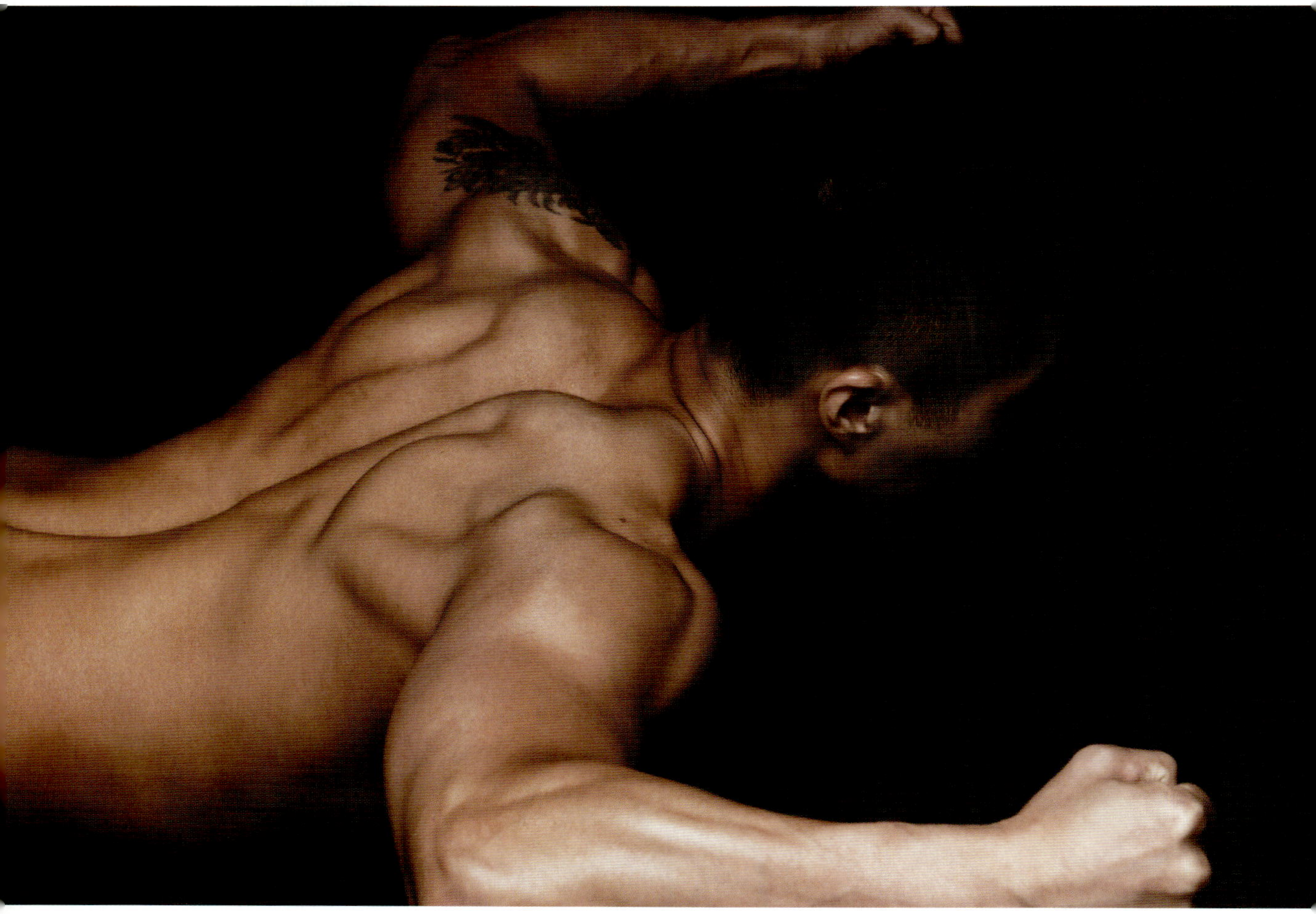

👥 포인트

1. 손을 가슴쪽으로 당길 때는 고무줄을 끌어당긴다는 느낌으로 당기면 등과 허리의 집중력을 높일 수 있습니다.

2. 수축 구간에서 척추기립근의 충분한 자극을 느끼며 수행해야 합니다.

🏋 대체운동

데드리프트(54p)

💓 주의사항

1. 너무 빨리 움직이면 중심이 흔들릴 수 있으므로 천천히 움직입니다.

2. 고개를 들어 하늘을 보지 말고 정면 또는 약간 아래쪽을 응시합니다.

3. 상·하체를 들어 올렸을 때 양손과 양발의 높이가 서로 수평을 이루어야 합니다.

44

슈퍼맨 로우 자세 동영상 보기 ▶

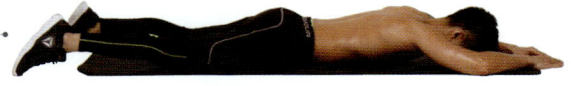

1 만세 자세로 바닥에 엎드립니다.

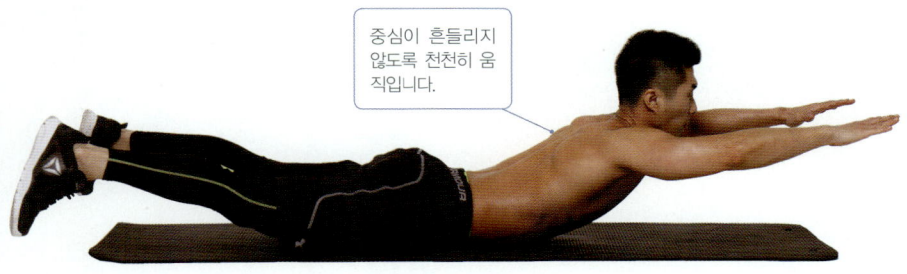

중심이 흔들리지 않도록 천천히 움직입니다.

2 몸을 들어 올리며 이때 팔과 다리도 위로 들어 올립니다.

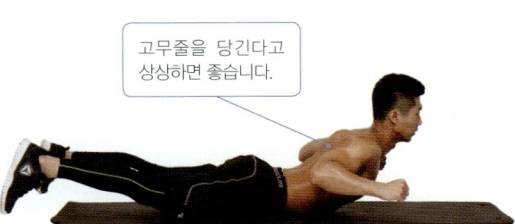

고무줄을 당긴다고 상상하면 좋습니다.

3 다리는 그대로 유지하고 팔을 가슴 앞으로 당깁니다.

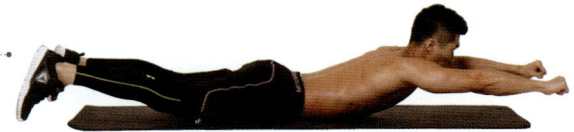

4 팔을 펴고 다시 당기는 동작을 반복합니다.

힐터치 15개

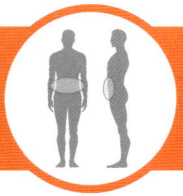

복직근과 복사근을 강하게 수축시켜 복부에 자극을 주는 운동입니다. 자세가 쉬워 누구나 쉽게 따라 할 수 있으며, 옆구리와 복부 전체에 강한 자극을 주는 효과적인 운동입니다.

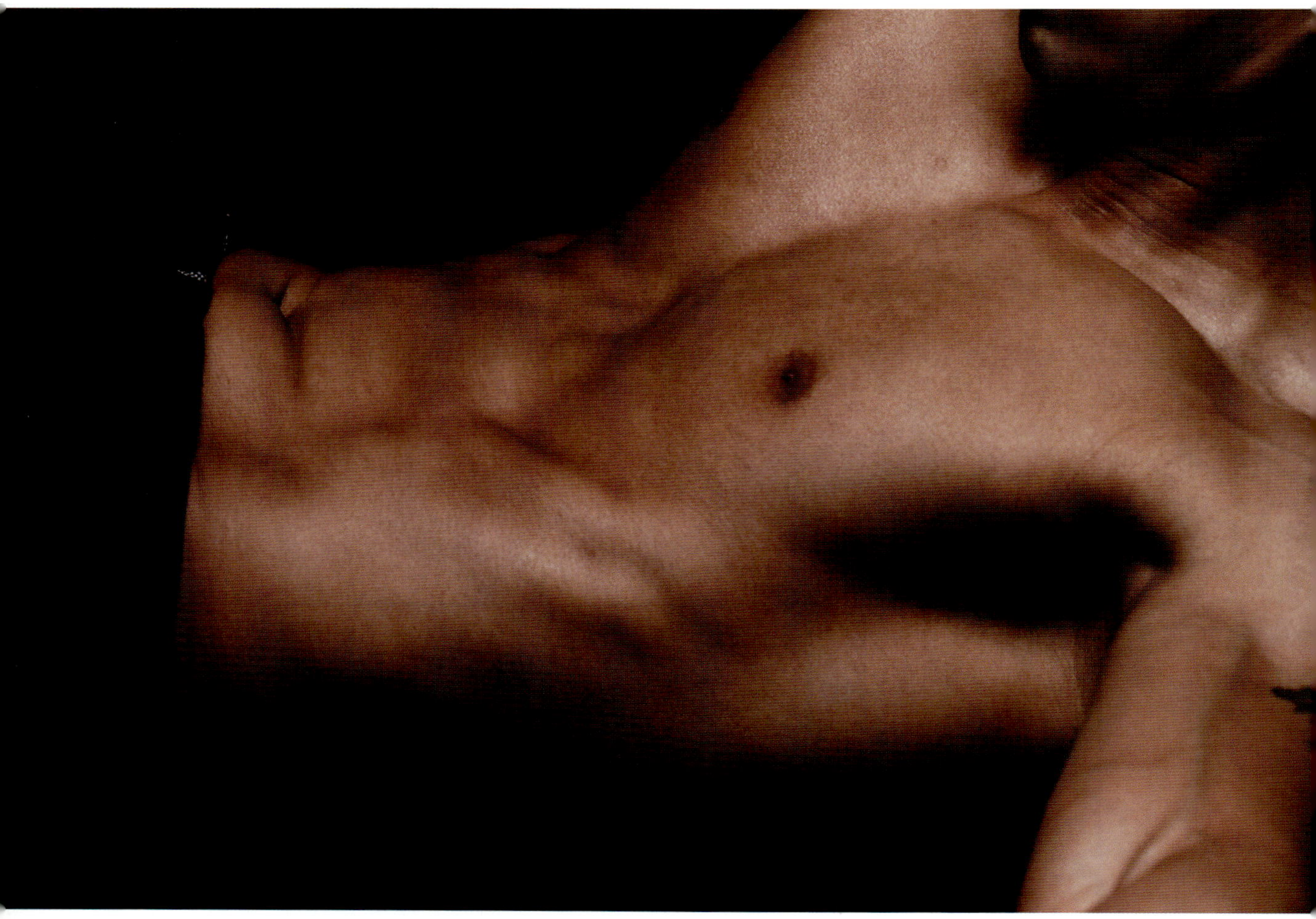

👥 **포인트**

1. 터치를 할 때 1초~2초 정도 정지하는 구간을 만들어준다면 복근에 근수축과 집중력이 높아집니다.

2. 발을 멀리할수록 강도는 올라가기 때문에 처음에는 다리를 가깝게 하고, 적응이 될수록 다리를 멀리 해주며 강도를 조절합니다.

💗 **주의사항**

1. 상체를 일으켜 세울 때 목에 힘을 주지 말아야 합니다.

2. 복부의 힘으로 상체를 들고 운동을 진행해야 자극을 제대로 느낄 수 있습니다.

🏋️ **대체운동**

크로스 크런치(38p), 러시안 트위스트(70p)

1 바닥에 누워 무릎을 구부립니다.

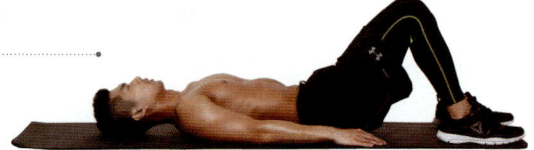

목에 힘을 주지
말아야 합니다.

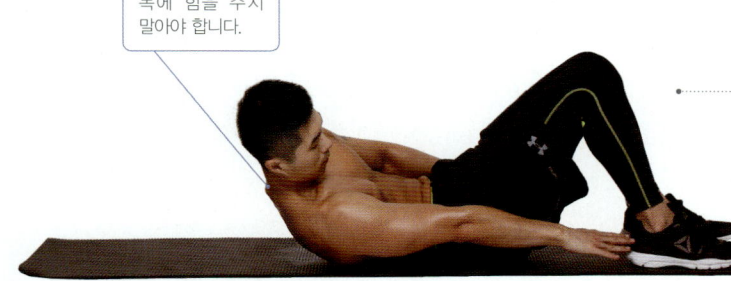

2 상체를 일으켜 세워 한 손으로 같은 쪽
발 뒤꿈치에 터치합니다.

3 반대쪽 발 뒤꿈치에 터치합니다.

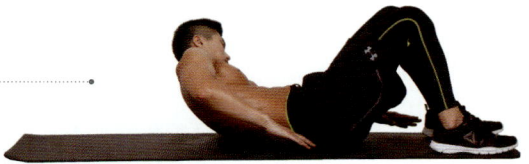

4 정해진 횟수가 끝나면 시작 동작으로
돌아옵니다.

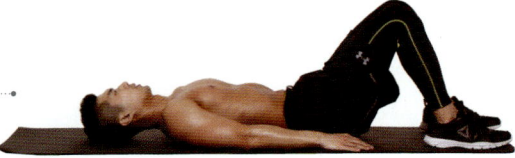

1주차 3회

❶ 파이크 푸시업 15개

❷ 데드리프트 15개   × 3세트 실시

❸ 팔 벌려 높이 뛰기 10개

파이크 푸시업은 기본 푸시업보다 상체를 내려서 하는 운동으로 어깨 근육과 삼두에 자극을 줍니다. 데드리프트는 등과 척추 강화에 효과적인 운동으로 허리 부상 방지에도 좋습니다. 팔 벌려 높이 뛰기는 전신 유산소 운동의 대표적인 운동입니다.

	파이크 푸시업	⊕	데드리프트	⊕	팔 벌려 높이 뛰기
1세트	15개		15개		10개
	1분 휴식		1분 휴식		1분 휴식
2세트	15개		15개		10개
	1분 휴식		1분 휴식		1분 휴식
3세트	15개		15개		10개

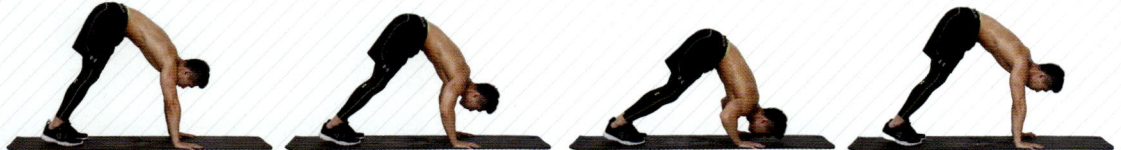

▲ 파이크 푸시업

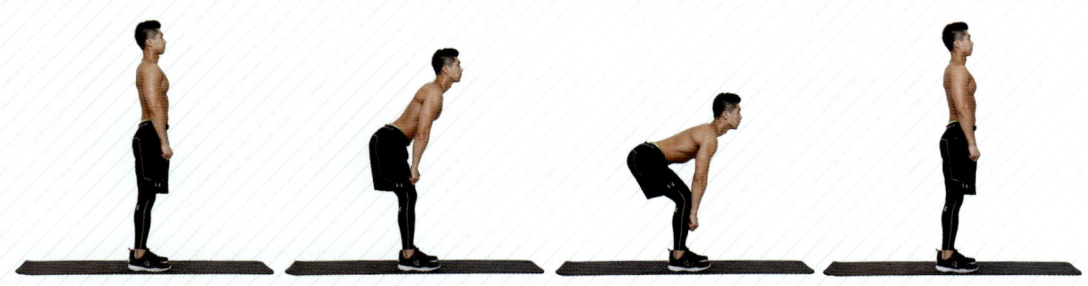

▲ 데드리프트

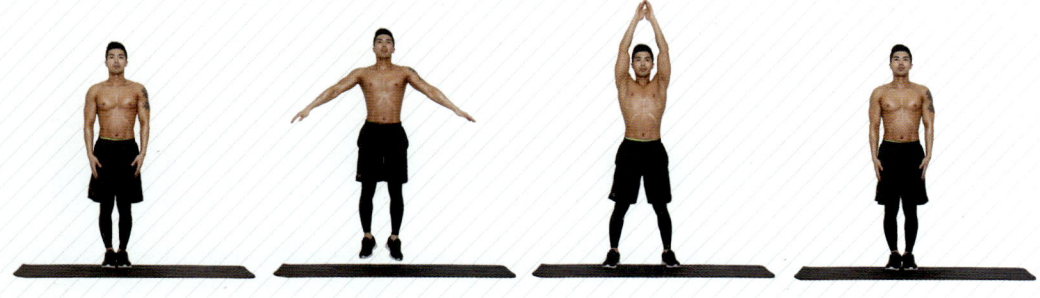

▲ 팔 벌려 높이 뛰기

▶▶▶ 파이크 푸시업 15개

푸시업 자세로 팔의 위치를 맞추고 엉덩이를 높게 올린 뒤 상체를 아래로 내리는 운동입니다. 어깨 근육 발달에 도움을 주며 팔 뒤쪽 근육(삼두)에 자극을 주어 탄력을 잡는 데 효과적입니다.

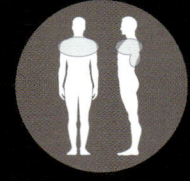

💪 포인트
1. 체중을 실어 운동하기 때문에 몸 전체에 많은 힘이 들어갑니다.
2. 팔을 어깨너비보다 조금 넓게 벌리고 물구나무를 서서 하늘을 밀어 올린다고 생각합시다. 그러면 어깨의 집중력이 좋아지면서 자극 또한 강해집니다.

💗 주의사항
1. 엉덩이를 높이 올릴수록 어깨에 많은 자극이 갑니다.
2. 팔로 상체를 밀어 올릴 때 몸과 엉덩이가 뒤로 많이 밀리지 않도록 주의합니다.

⫼ 대체운동
덤벨 숄더(108p), 아놀드 프레스(152p)

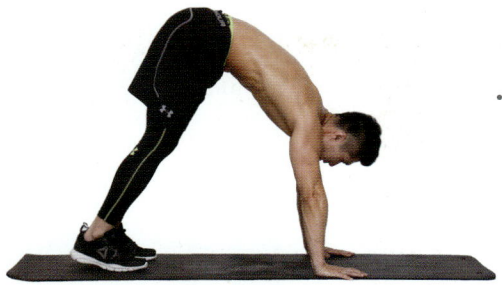

1 팔을 펴고 엉덩이를 높게 들어줍니다.

2 팔을 굽혀 아래로 내려갑니다.

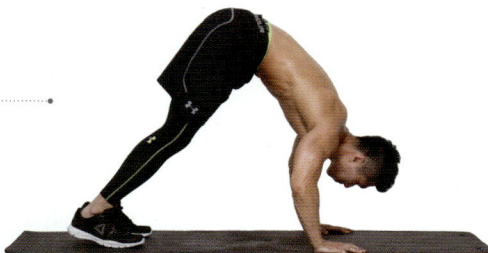

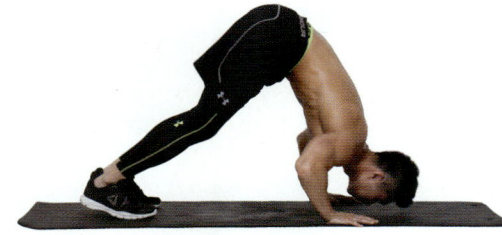

3 얼굴이 바닥에 닿기 전까지 내려갑니다.

몸과 엉덩이가 뒤로 밀리지 않도록 주의합니다.

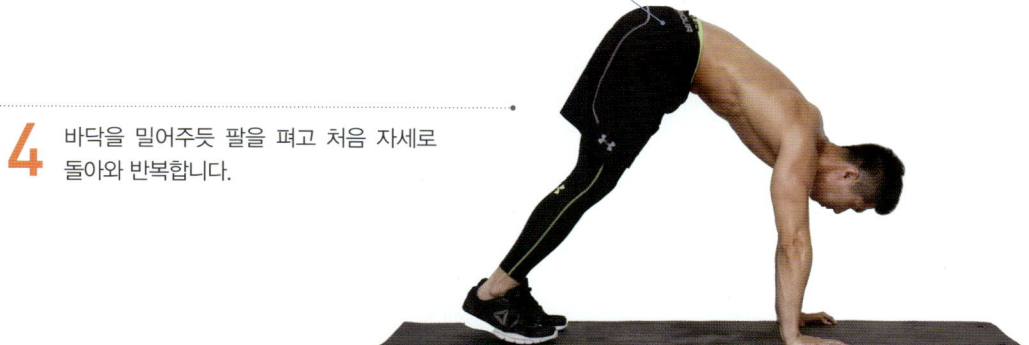

4 바닥을 밀어주듯 팔을 펴고 처음 자세로 돌아와 반복합니다.

파이크 푸시업

잘못된 자세가 몸을 망친다!

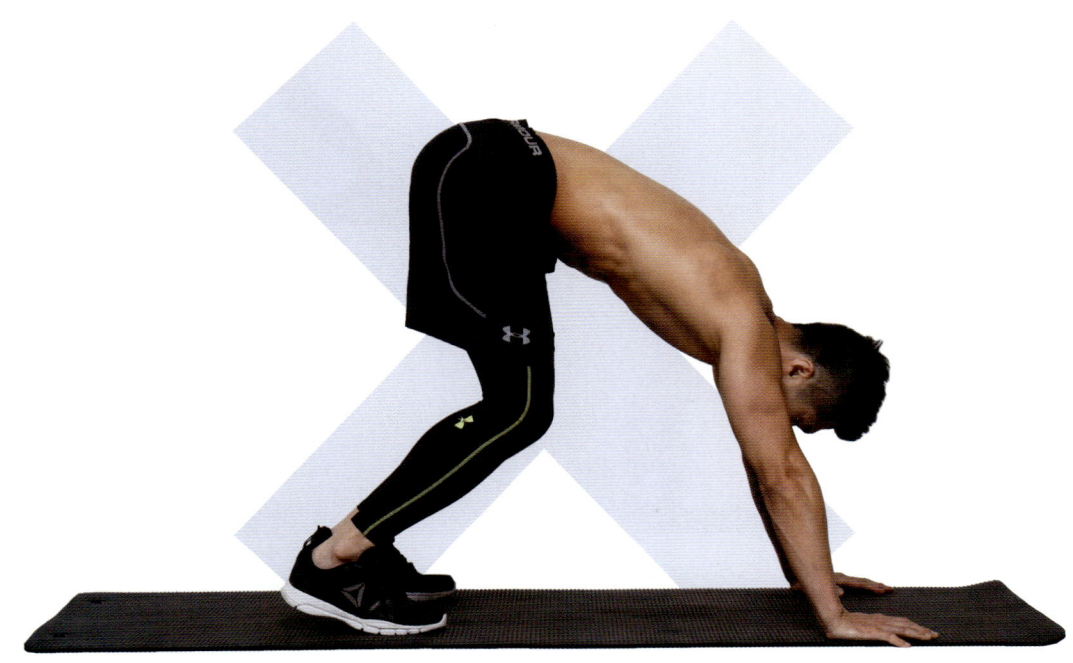

무릎을 구부려 중심을 다리 쪽으로 준 자세입니다. 어깨 근육의 집중을 떨어뜨리는 자세로 어깨 근육 강화를 저해합니다. 또한 머리와 목, 허리에 부담이 될 수 있으며 자칫하면 부상을 입을 수도 있습니다.

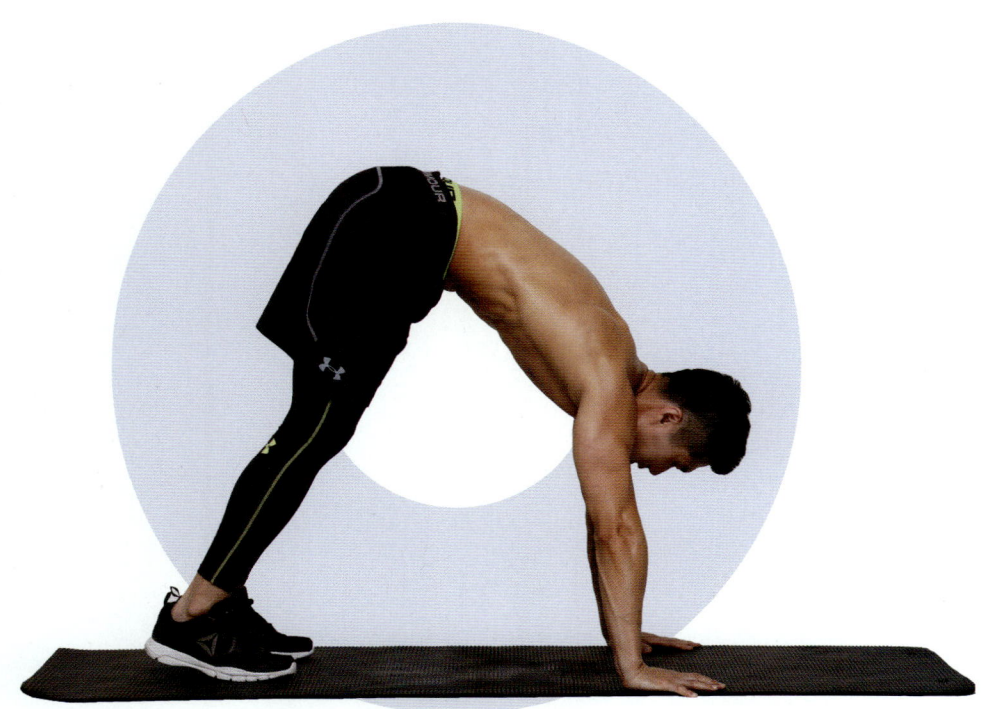

엉덩이를 높게 올려 상체에 중심을 주었고, 시선은 바닥에 고정된 안정적인
자세입니다. 이 자세를 유지하고 수직으로 푸시업을 하면 어깨와 삼두에 자극
이 집중됩니다.

▶▶ 데드리프트 15개

등과 척추를 강화할 수 있는 운동으로 특히 허리 강화
에 좋습니다. 데드리프트를 몸에 잘 익힌다면 평상시
활동에서 허리 부상을 방지할 수 있고, 부상이 있어도
빠르게 회복할 수 있습니다.

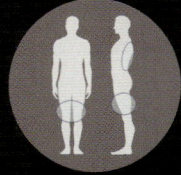

🏋 포인트
1. 허리의 만곡을 자연스럽게 유지하고, 몸을 들어
올릴 때는 바닥을 밑으로 누른다고 상상하면서 몸
을 올립니다.
2. 골반 아래가 땅속에 묻혔다고 상상하고 몸을 올
리면, 하체의 움직임을 줄일 수 있습니다.

🏋 대체운동
슈퍼맨 로우(44p)

❤ 주의사항
1. 허리가 올라가거나 내려가지 않고 정상적인 만곡
을 유지하도록 주의합니다.
2. 상체를 내릴 때 손이 앞뒤로 흔들리지 않도록 다
리에 붙입니다.

데드리프트 자세 동영상 보기 ▶

1 바른 자세로 섭니다.

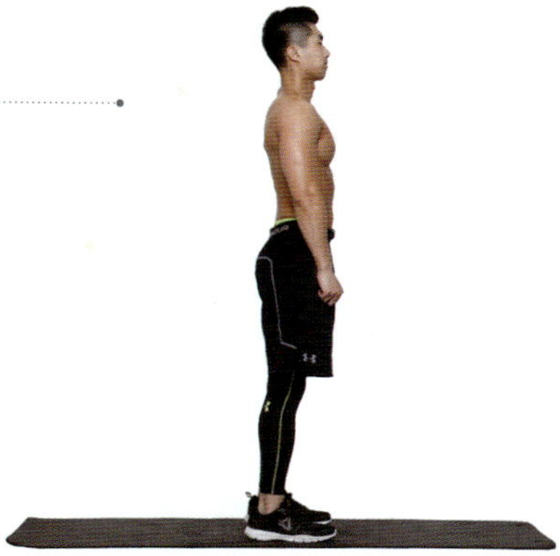

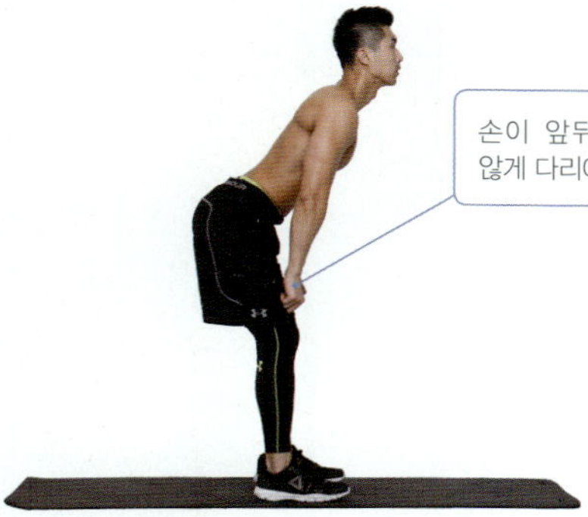

손이 앞뒤로 흔들리지 않게 다리에 붙입니다.

2 가슴을 펴고 엉덩이를 뒤로 밀면서 몸을 숙입니다.

초보자라면 등이 굽지 않을 정도로만 내려오면 됩니다.

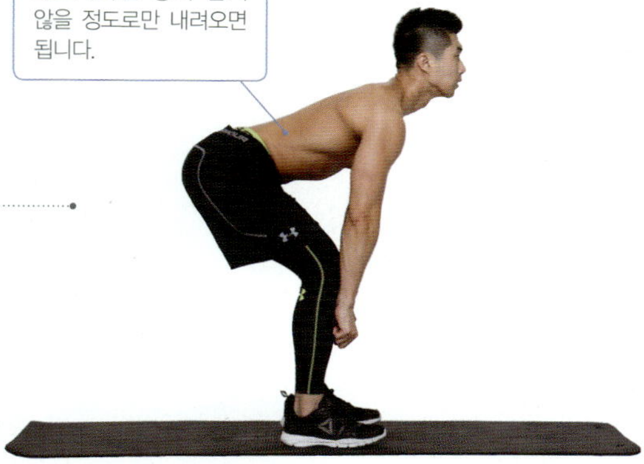

3 자세를 유지한 채 몸을 최대한 내립니다.

4 천천히 몸을 일으켜 세워 준비 자세로 돌아갑니다.

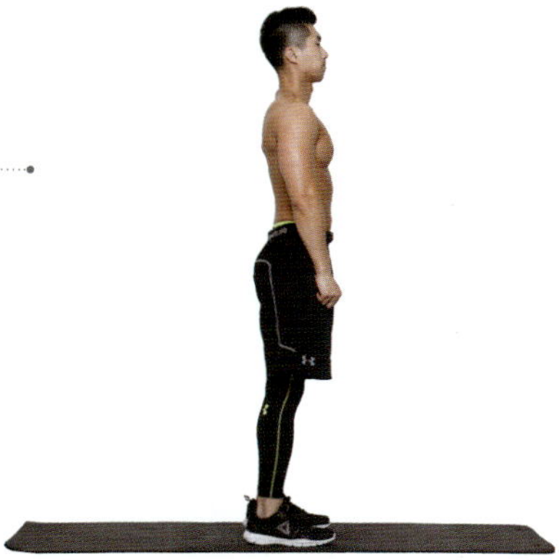

▶▶ 팔 벌려 높이 뛰기 10개

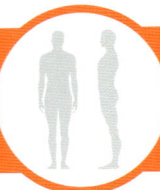

남녀노소 누구나 알고 있는 대표적인 전신 운동이자 유산소성 운동입니다. 팔다리를 함께 움직여 뛰어 심폐지구력과 체지방 감소에 효과적입니다.

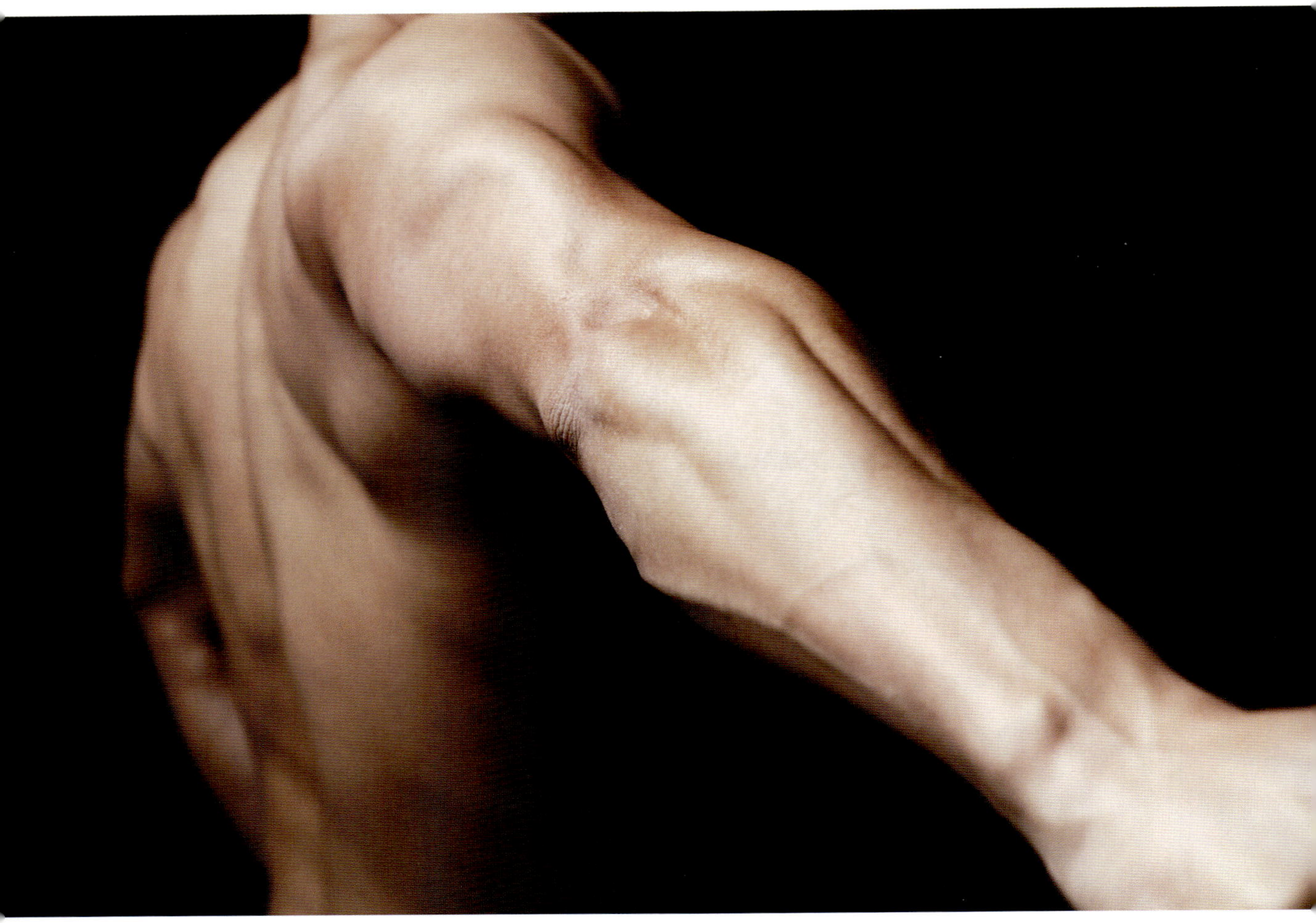

포인트

1. 팔에 너무 힘을 주지 말고 뜀뛰기 동작으로 자연스럽게 연결합니다.

2. 허리를 펴고 서서 다리는 어깨너비 정도로만 벌립니다.

주의사항

1. 너무 높게 뛰면 몸 전체가 무리가 가기 때문에 가볍게 뜁니다.

2. 다리를 어깨너비 이상으로 과하게 벌리지 않도록 주의합니다.

대체운동

마운트 클라이머(78p), 버핏(88p)

팔 벌려 높이 뛰기 자세 동영상 보기 ▶

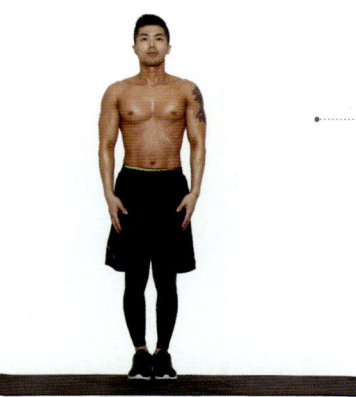

1 어깨를 펴고 바른 자세로 섭니다.

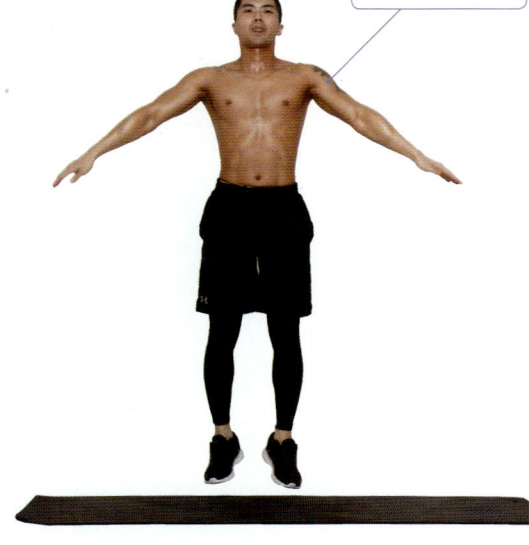

너무 높게 뛰지 않아야 합니다.

2 점프를 하며 팔을 벌려 뜁니다.

3 팔을 머리 위로 올리며 제자리 뛰기를 합니다.

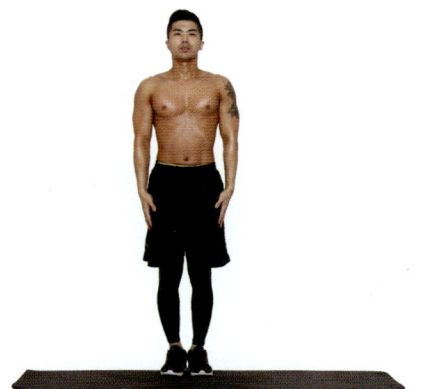

4 점프를 하며 다시 팔을 내려주고 동작을 반복합니다.

57

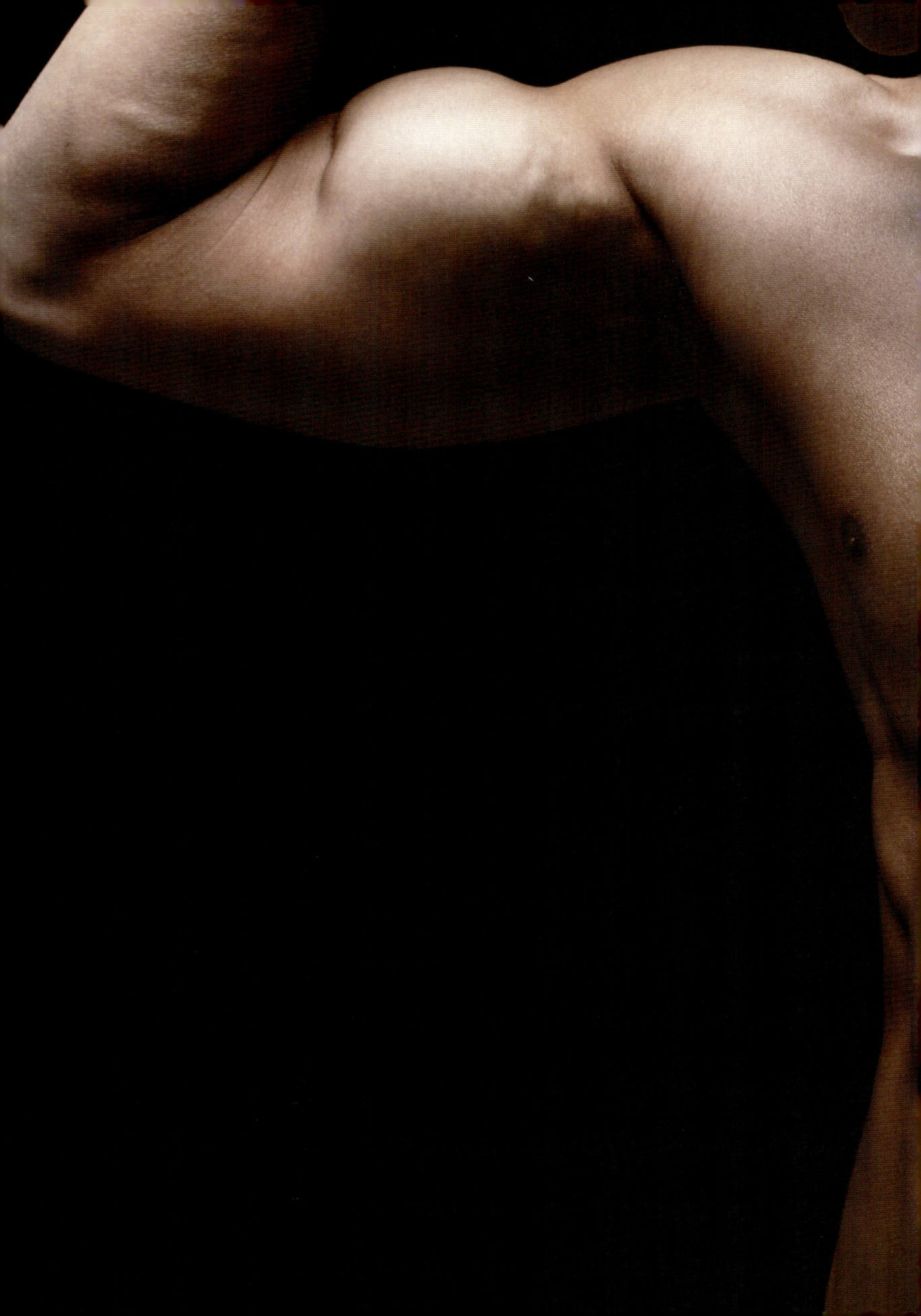

3

난생 처음 상체 홈트
2주차 프로그램

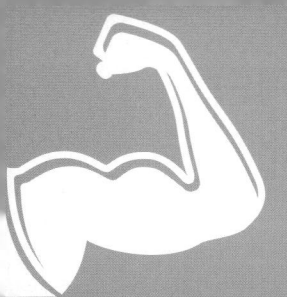

한눈에 보는 2주차 프로그램

2주차 1회		2주차 2회		2주차 3회
암워킹 레터럴 레이즈 (덤벨) 러시안 트위스트	+	팔 모아 푸시업 덤벨 로우 마운트 클라이머	+	푸시업 로우 플랭크 다리교차 버핏

2주차 1회

❶ 암워킹 ❷ 레터럴 레이즈(덤벨) ❸ 러시안 트위스트

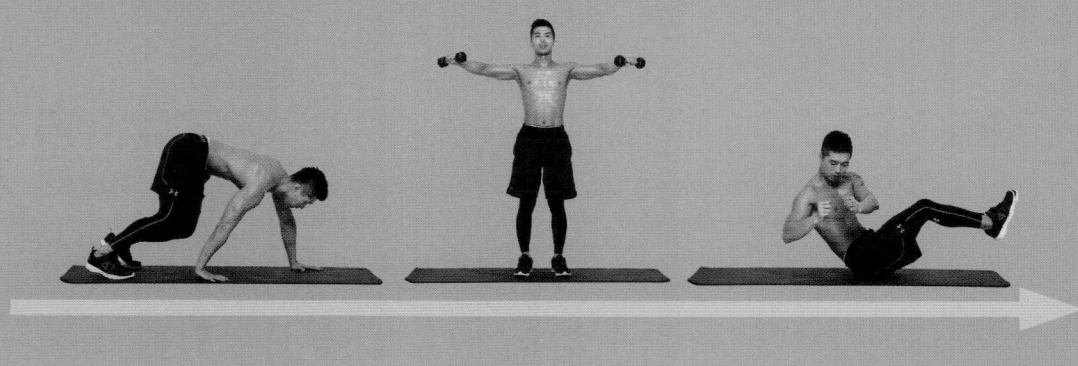

▲ 암워킹   ▲ 레터럴 레이즈(덤벨)   ▲ 러시안 트위스트

2주차 2회
❶ 팔 모아 푸시업 ❷ 덤벨 로우 ❸ 마운트 클라이머

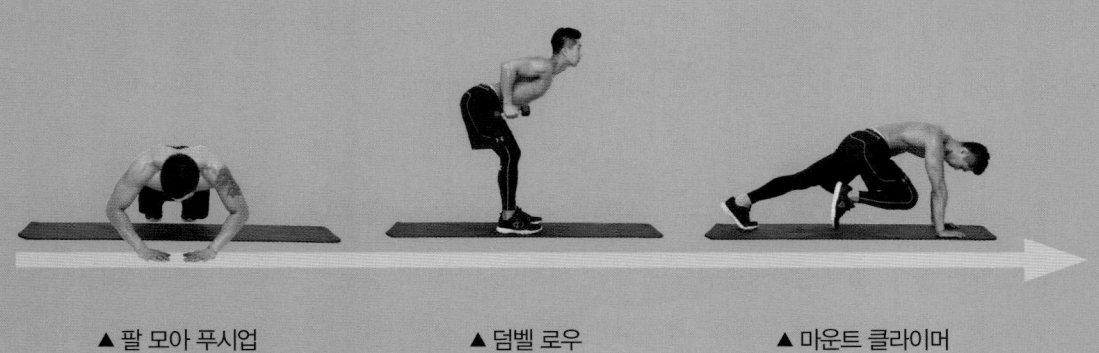

▲ 팔 모아 푸시업　　　　　▲ 덤벨 로우　　　　　▲ 마운트 클라이머

2주차 3회
❶ 푸시업 로우 ❷ 플랭크 다리교차 ❸ 버핏

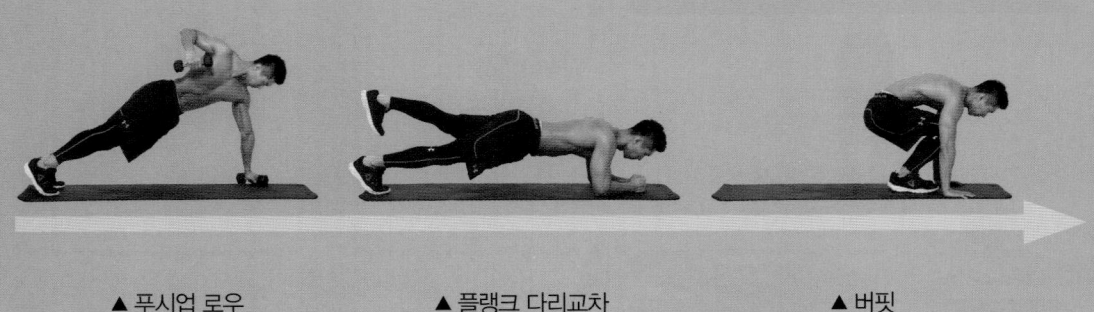

▲ 푸시업 로우　　　　　▲ 플랭크 다리교차　　　　　▲ 버핏

2주차 1회

❶ 암워킹 10개
❷ 레터럴 레이즈(덤벨) 20개   × 3세트 실시
❸ 러시안 트위스트 15개

암워킹은 전신 근력을 이용한 운동으로 근력 향상과 체지방 연소에 도움이 됩니다. 레터럴 레이즈는 측면 삼각근을 발달시켜주며, 근육의 선명도를 높여줍니다. 러시안 트위스트는 복근에 자극을 주어 옆구리 군살을 제거하는 데 도움이 됩니다.

	암워킹	⊕	레터럴 레이즈 (덤벨)	⊕	러시안 트위스트
1세트	10개		20개		15개
	1분 휴식		1분 휴식		1분 휴식
2세트	10개		20개		15개
	1분 휴식		1분 휴식		1분 휴식
3세트	10개		20개		15개

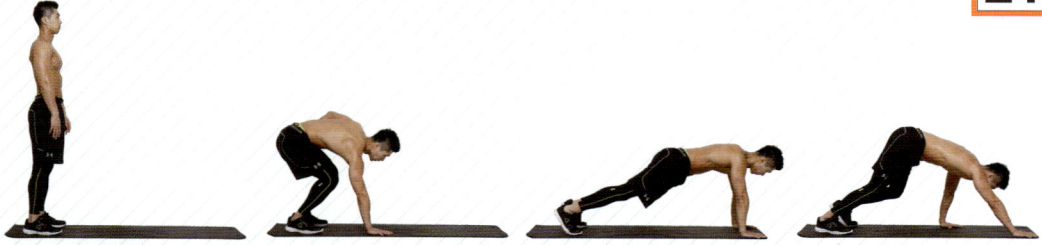

▲ 암워킹

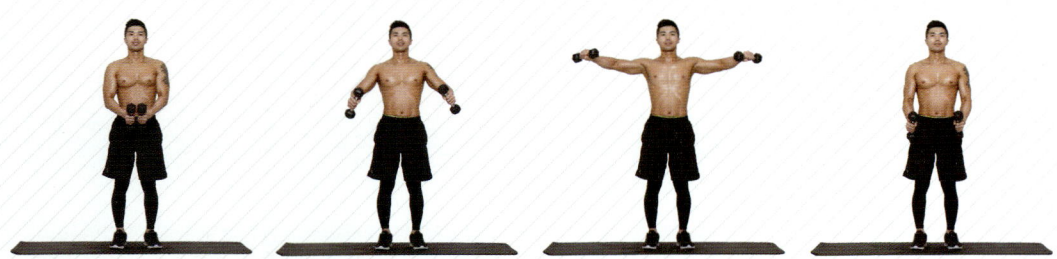

▲ 레터럴 레이즈(덤벨)

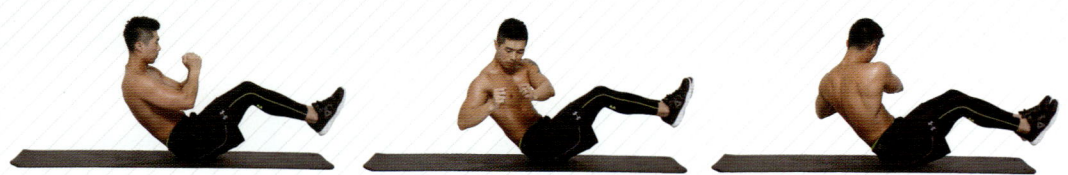

▲ 러시안 트위스트

▶▶ 암워킹 10개

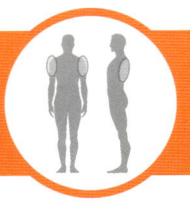

자신의 체중을 이용해 어깨와 팔의 근지구력을 강화할 수 있는 운동입니다. 간단한 동작으로 근력 운동과 유산소성 운동의 효과를 동시에 얻을 수 있어 코어 근력 향상과 체지방 연소에 도움이 됩니다.

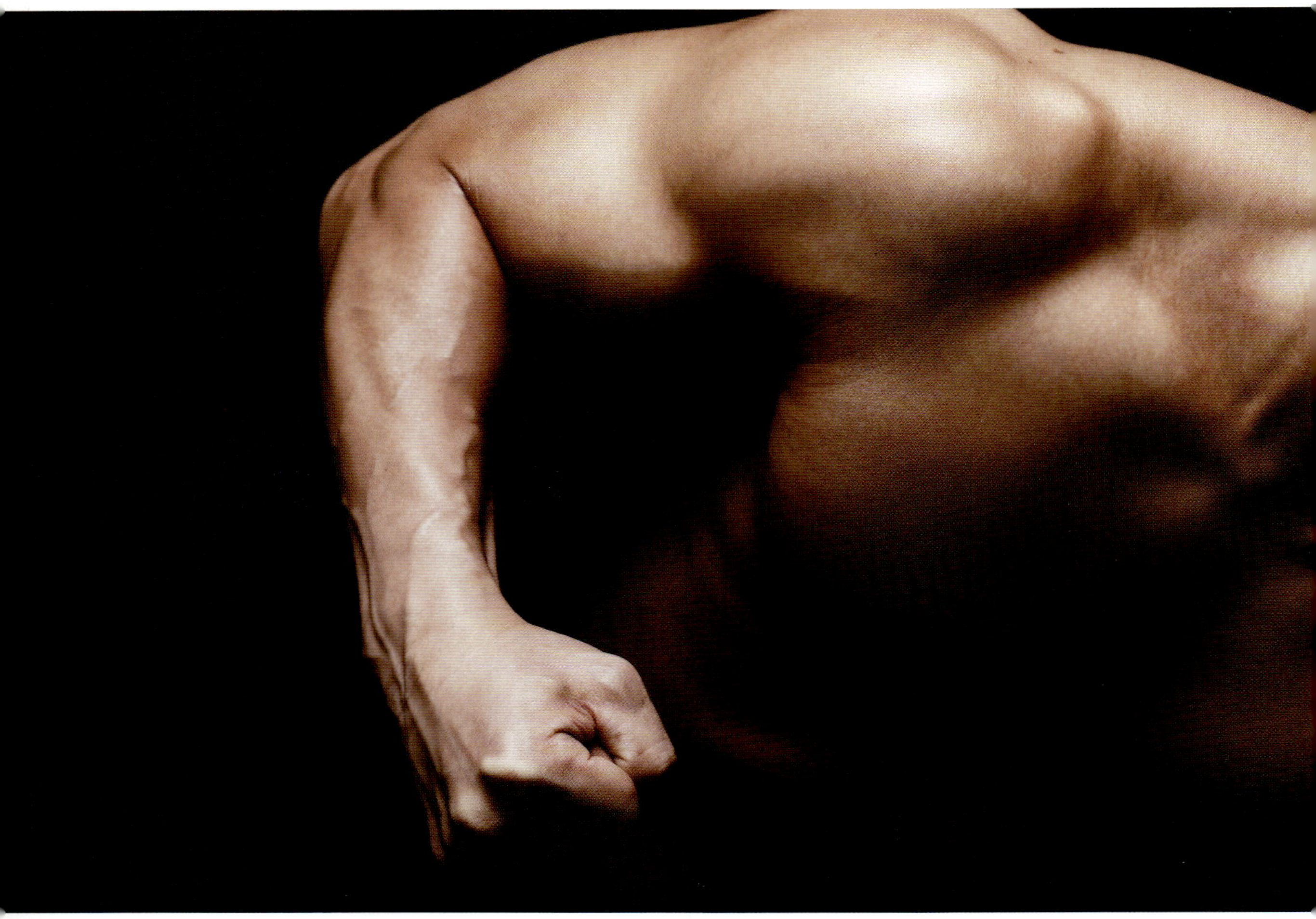

💪 포인트

1. 앞으로 나갈 때 몸을 쭉 뻗으면 전신에 긴장도가 높아져 좀더 효과적입니다.

2. 팔로 체중을 버텨 앞으로 걸어가며 몸을 쭉 폈을 때 전신에 힘이 들어가는 것을 느낄 수 있습니다.

⫘ 대체운동

파이크 푸시업(50p), 힌두 푸시업(96p)

💓 주의사항

1. 앞으로 나갈 때는 천천히 나가고, 뒤로 걸어올 때는 바닥을 쭉쭉 밀어주면서 제자리로 돌아옵니다.

2. 손목에 무리가 가지 않도록 손바닥 전체를 바닥에 대주며 운동합니다.

암워킹 자세 동영상 보기 ▶

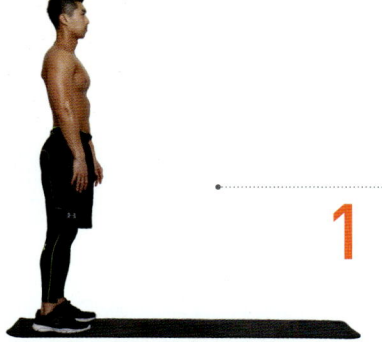

1 양발을 어깨너비로 벌려 바르게 섭니다.

손바닥 전체를 대주어
야 손목에 무리가 가
지 않습니다.

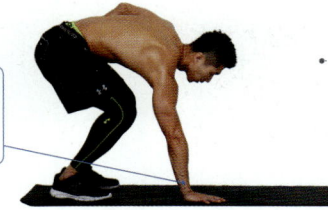

2 무릎을 구부려 한손씩 바닥에 대며
앞으로 걸어갑니다.

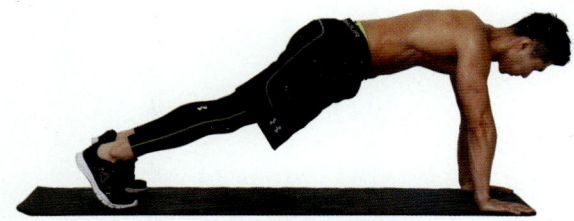

3 몸이 쭉 펴질 때까지 걸어 나갑니다.

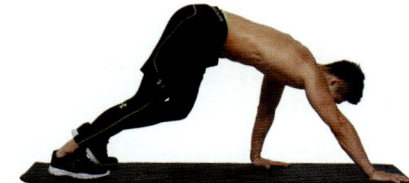

4 팔로 바닥을 밀듯 다시 뒤로 걸어온 후
처음 자세로 돌아와 동작을 반복합니다.

레터럴 레이즈(덤벨) 20개

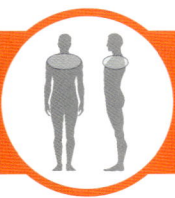

어깨 운동 중에서 어깨 근육의 선명도를 높일 수 있는 운동으로, 측면 삼각근을 발달시킬 수 있습니다. 민소매 옷을 입었을 때 어깨 근육이 갈라져 보이게 만드는 훌륭한 운동입니다.

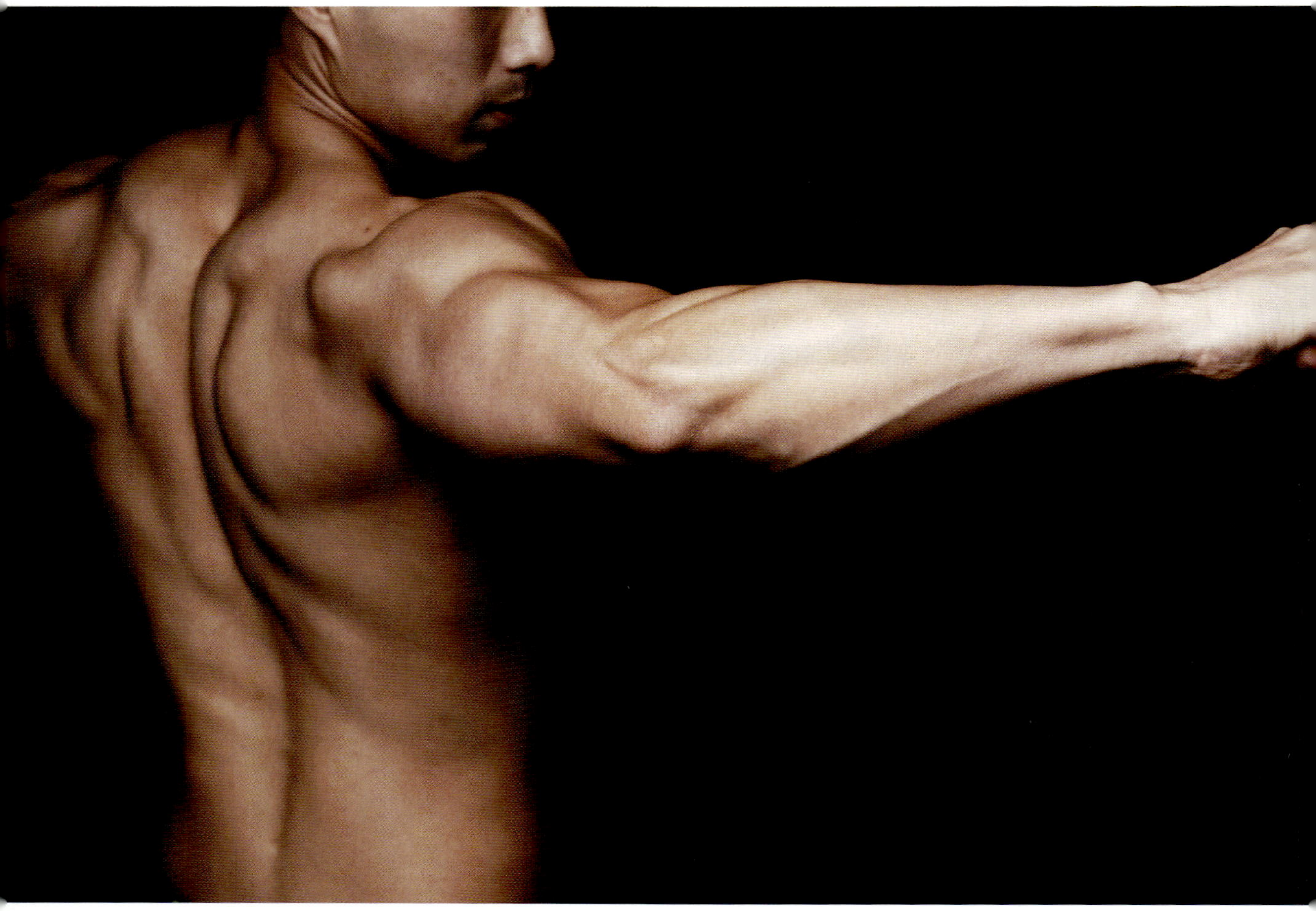

포인트

1. 덤벨을 올린 뒤 내리는 동작에서 어깨 근육의 힘으로 천천히 내려갑니다.

2. 허벅지에서 고무줄을 쭉 뽑았다가 다시 천천히 허벅지 옆으로 내려놓는다는 생각으로 동작을 합니다.

대체운동

아놀드 프레스(152p)

주의사항

1. 손이 팔꿈치보다 높이 올라가지 않도록 주의하며, 덤벨을 너무 높게 올리면 안 됩니다.

2. 무거운 무게의 덤벨을 사용하는 것보다 가벼운 무게로 여러 번 반복해 운동하는 것이 효과적입니다.

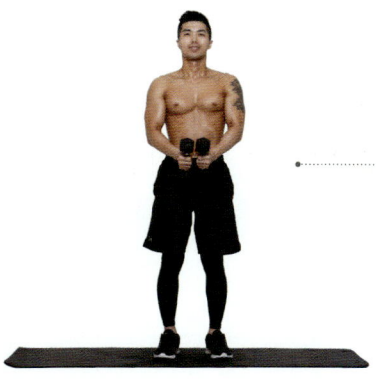

1 덤벨을 양손에 들고 다리를 어깨너비로 벌려 바르게 섭니다.

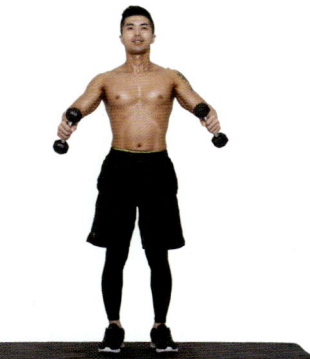

2 가슴을 펴고 양팔을 바깥으로 들어줍니다.

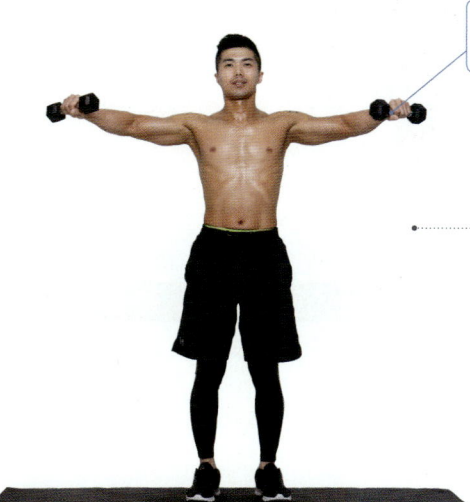

손이 팔꿈치보다 높이 올라가지 않아야 합니다.

3 어깨 높이까지 덤벨을 들어 올립니다.

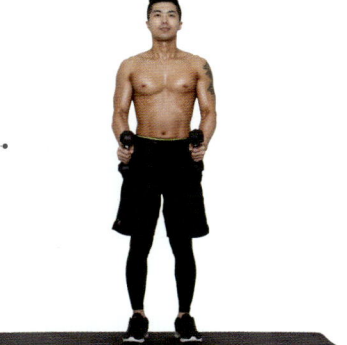

4 천천히 팔을 내리며 처음 자세로 돌아갑니다.

레터럴 레이즈(덤벨)
잘못된 자세가 몸을 망친다!

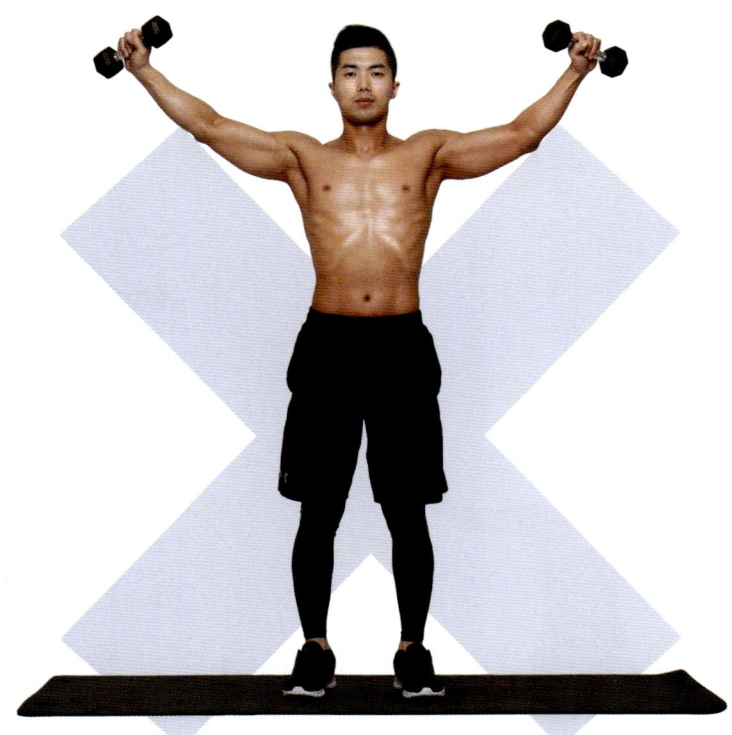

팔을 구부린 상태에서 덤벨을 과도하게 머리 위로 올린 잘못된 자세입니다.
이 경우 어깨 근육에 집중이 되지 않아 근육 강화를 방해합니다. 또한 어깨에
부담을 주어 자칫하면 부상을 당할 수도 있습니다.

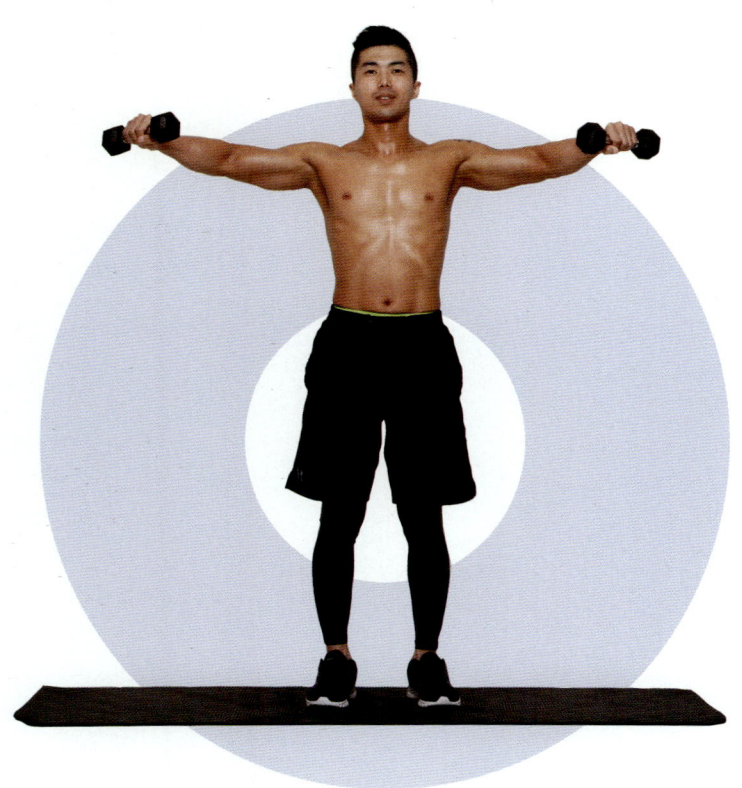

양팔 전체에 긴장을 풀고 어깨 라인을 따라 펼쳐 올린 안정적인 자세입니다.
이 자세를 유지하며 팔을 내리고 올리기를 반복하면 어깨 근육과 측면 삼각
근이 발달해 근육이 갈라져 보입니다.

▶▶ 러시안 트위스트   15개

상복근과 외복사근에 자극을 주어 옆구리 군
살을 제거하고, 근육의 선명도를 높일 수 있는
좋은 운동입니다. 복근은 물론 코어 근육 전체
를 자극해 불필요한 지방들을 제거함과 동시
에 멋진 복근을 완성할 수 있습니다.

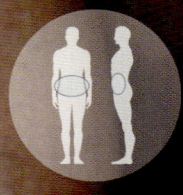

💪 포인트

1. 싯업처럼 상체를 바닥에서 들어 올려 몸통을
좌우로 틀어주는 동작을 반복합니다.
2. 몸이 돌아가는 방향으로 시선도 함께 따라가
면 좀더 쉽게 몸을 회전시킬 수 있습니다.

💗 주의사항

1. 상체를 너무 아래로 내리면 허리가 약한 사람
은 부상의 위험이 있을 수 있으므로 적당히 올린
뒤 트위스트 해줍니다.
2. 허리에 무리가 간다면 몸을 완전히 올립니다.

🏋 대체운동

크로스 크런치(38p), 힐터치(46p)

1 엉덩이를 대고 상체와 하체를
들어 올립니다.

상체를 너무 많
이 들어 올리지
않습니다.

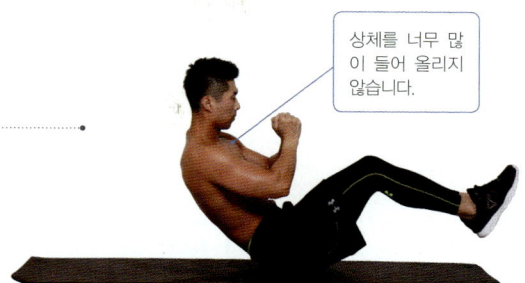

2 상체를 한쪽으로 돌립니다.

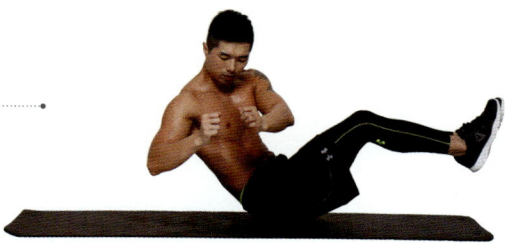

3 반대쪽으로 상체를 돌려줍니다.

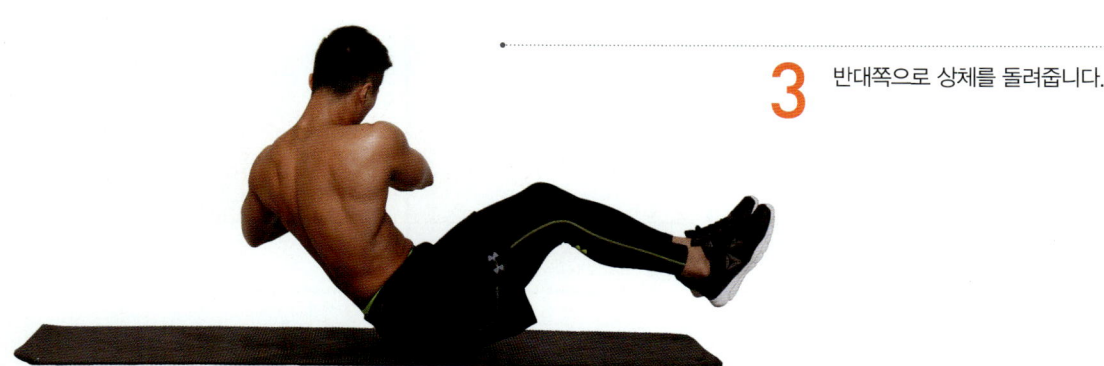

71

2주차 2회

❶ 팔 모아 푸시업 12개

❷ 덤벨 로우 12개 ⎤ × 3세트 실시

❸ 마운트 클라이머 20개(좌10/우10) ⎦

팔 모아 푸시업은 삼두와 가슴 중앙 근육을 최대한 수축시키는 운동으로 일반적인 푸시업보다 강도가 높습니다. 덤벨 로우는 대표적인 등 운동으로 척추와 주변 근육을 강화시킬 수 있습니다. 마운트 클라이머는 전신의 힘을 기르는 데 효과적이며 특히 복부 지방 연소에 효과적입니다.

	팔 모아 푸시업 ⊕	덤벨 로우 ⊕	마운트 클라이머
1세트	12개	12개	20개(좌10/우10)
	1분 휴식	1분 휴식	1분 휴식
2세트	12개	12개	20개(좌10/우10)
	1분 휴식	1분 휴식	1분 휴식
3세트	12개	12개	20개(좌10/우10)

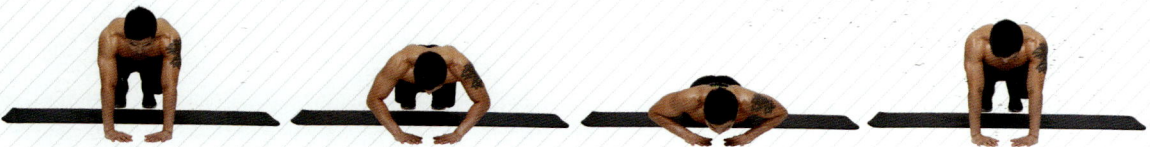

▲ 팔 모아 푸시업

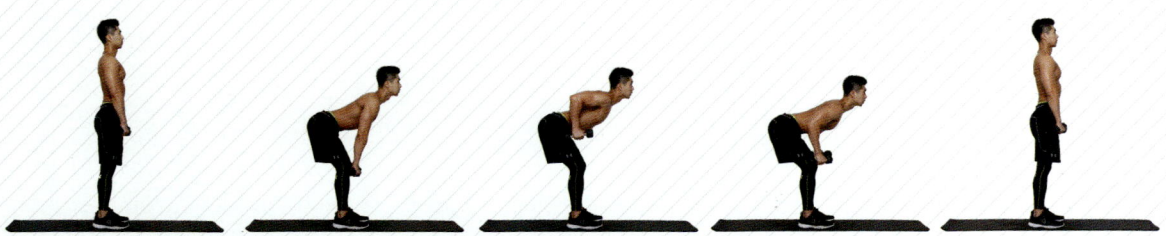

▲ 덤벨 로우

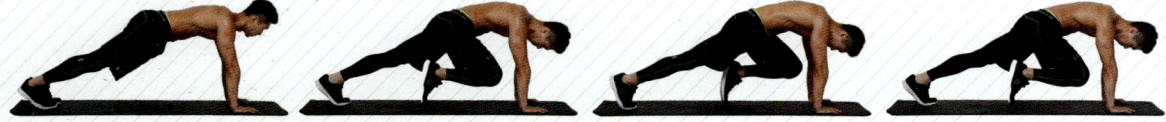

▲ 마운트 클라이머

▶▶▶ 팔 모아 푸시업 12개

삼두와 가슴 중앙의 수축을 극대화하는 운동입니다. 기본 푸시업보다 높은 강도의 운동으로 단시간에 가슴과 삼두의 펌핑을 확실하게 느낄 수 있습니다.

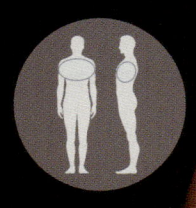

💪 포인트

1. 일반적인 푸시업보다 높은 강도의 운동이므로 자세를 정확하게 잡아야 합니다.

2. 엉덩이를 살짝 들어 준다는 생각으로 운동하면 무게 중심이 상체에 더 집중되어 강도가 높아집니다.

💗 주의사항

1. 내려갈 때 팔에 통증이 없는 위치까지만 내려갑니다. 통증을 참고 운동하면 안 됩니다.

2. 팔을 어깨보다 약간만 좁혀도 자극이 올 수 있기 때문에 무리해서 운동하지 않아야 합니다.

🏋 대체운동

기본 푸시업(32p), 벤치 푸시업(116p)

1 푸시업 자세를 취합니다. 이때 팔의 폭을
가슴 앞으로 좁게 모읍니다.

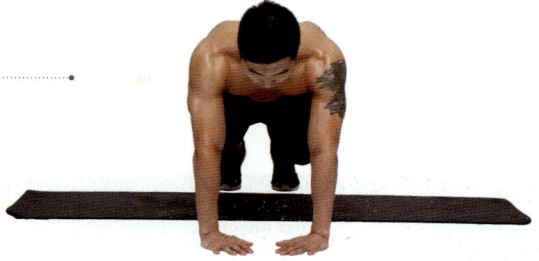

2 가슴을 펴며 바닥으로 내려갑니다.

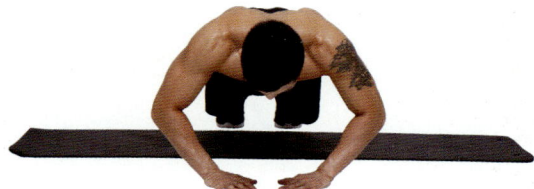

팔에 통증이 없는 위치
까지만 내려갑니다.

3 몸이 바닥에 닿기 전까지 내려갑니다.

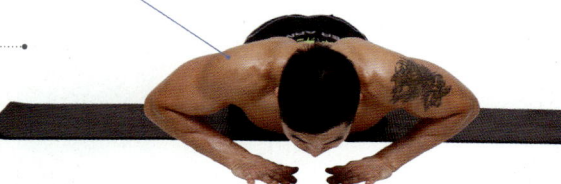

4 팔을 펴며 위로 올라옵니다.

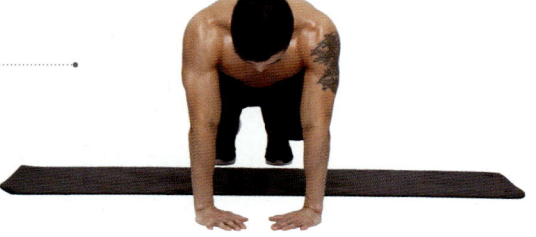

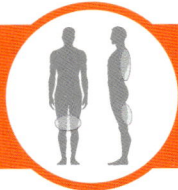

덤벨 로우 12개

덤벨을 활용해 등을 강화하는 대표적인 운동입니다. 척추 강화와 주변 근육 형성에 도움을 주어 멋진 등 라인을 유지할 수 있습니다. 이 운동을 자주 연습해 기립근이 강화되면 허리 부상을 예방하는 데 도움이 됩니다.

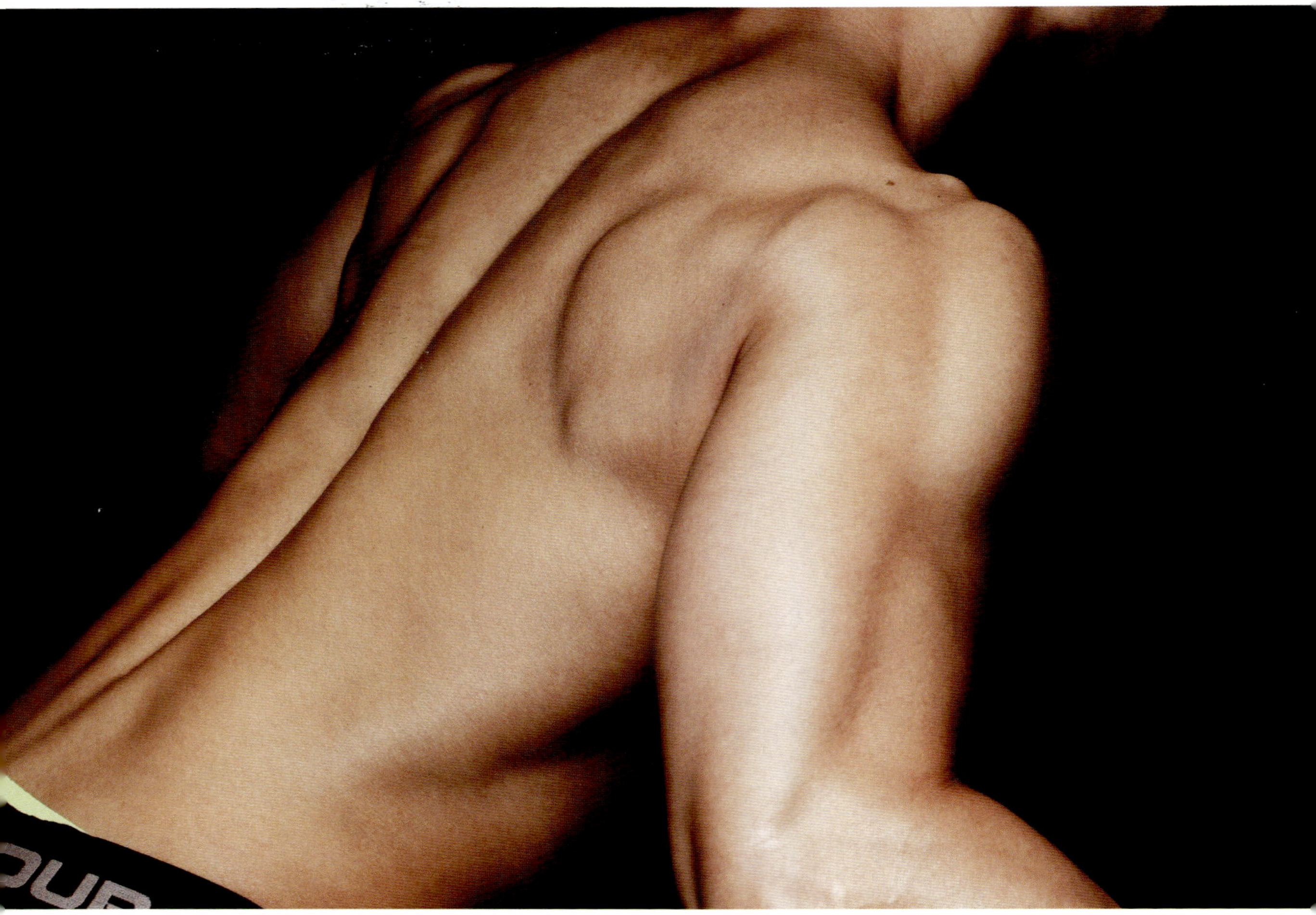

🏋 포인트

1. 바닥에 붙어 있는 고무줄을 쭉 잡아당긴다고 상상하면서 덤벨을 올립니다.

2. 하체가 땅속에 묻혔다고 상상하면 하체 움직임이 줄어 상체에 집중할 수 있습니다.

❤ 주의사항

1. 등이 굽거나 어깨를 움츠린 채로 운동하게 되면 허리에 무리가 가므로 항상 가슴과 허리를 펴 자연스러운 만곡을 유지합니다.

2. 덤벨을 내릴 때 덤벨이 다리에 가깝게 있어야 허리 부상을 예방할 수 있습니다.

🏋 대체운동

슈퍼맨 로우(44p)

덤벨 로우 자세 동영상 보기 ▶

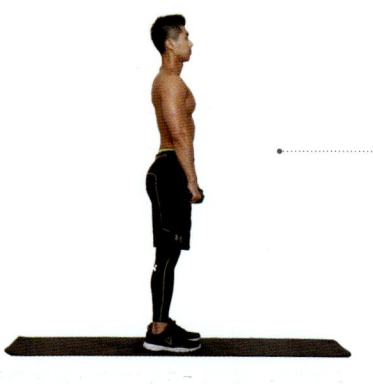

1 덤벨을 들고 바르게 섭니다.

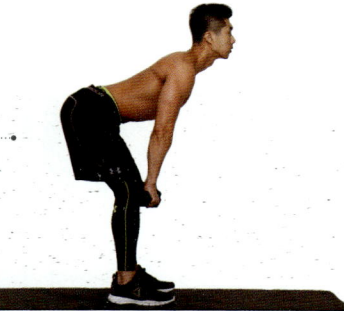

2 데드리프트처럼 가슴을 펴고 등과 바닥이 평행이 될 때까지 상체를 내립니다.

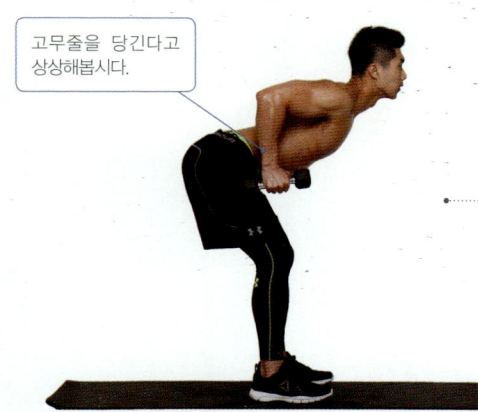

고무줄을 당긴다고 상상해봅시다.

3 상체를 최대한 내린 후 팔을 배꼽 쪽으로 당겨 올립니다.

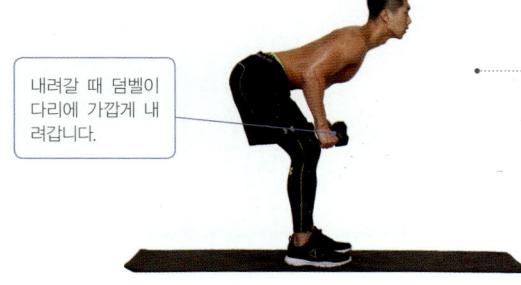

내려갈 때 덤벨이 다리에 가깝게 내려갑니다.

4 덤벨을 다리를 따라 수직으로 내린 후 다시 올리기를 반복합니다.

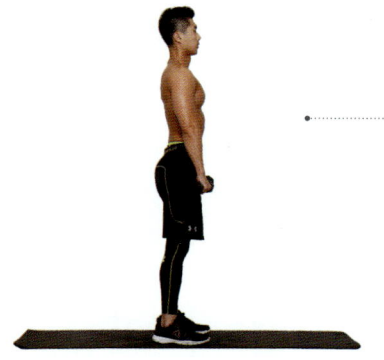

5 반복 횟수가 끝난 뒤 처음 자세로 상체를 천천히 세워줍니다.

▶▶ 마운트 클라이머 20개(좌10/우10)

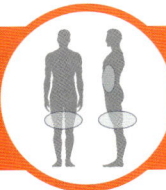

근력 운동과 유산소성 운동의 효과를 동시에 볼 수 있는 운동입니다. 복부와 하체에 자극을 주어 전신의 힘을 기를 수 있고 체지방 연소에도 효과적입니다. 특히 복부 지방 연소에 도움이 됩니다. 엎드려 제자리 뛰기라고 생각하면 좀더 수월합니다.

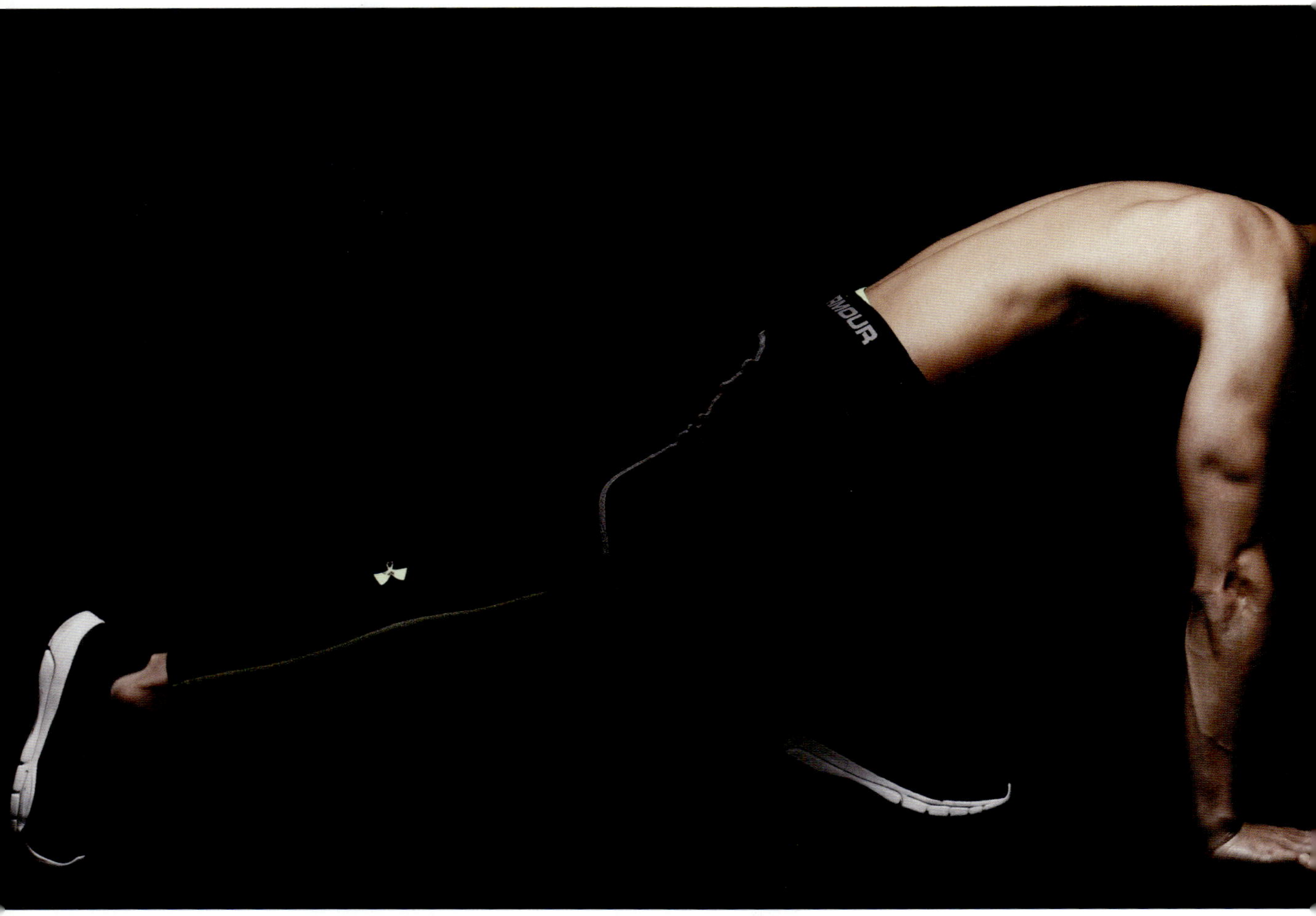

![운동 동작 사진]

👥 포인트
1. 강도가 센 운동이므로 무리해서 하기보다는 정확한 자세를 잡는 것에 집중해야 합니다.
2. 체중을 앞쪽에 싣고 하체를 정확하게 운동해주면 보다 효과적입니다.

💓 주의사항
1. 체중이 하체에 실리면 허리와 무릎에 무리가 가기 때문에 조심해야 합니다.
2. 빠르게 하는 것보다 리듬을 살려 정확한 자세로 하는 것이 좋습니다.

🏋 대체운동
팔 벌려 높이 뛰기(56p)

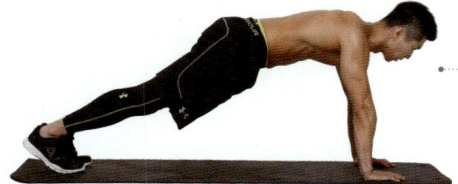

1 팔을 바닥에 대고 푸시업 자세를 취합니다.

하체에 체중이 너무 많이 실리지 않도록 주의합니다.

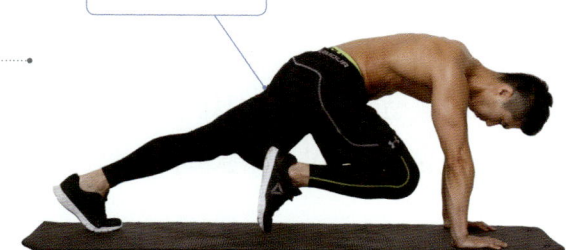

2 한쪽 무릎을 구부려 가슴 가까이 올려줍니다.

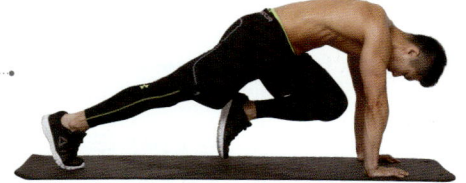

3 점프를 하며 반대쪽 발로 교차합니다.

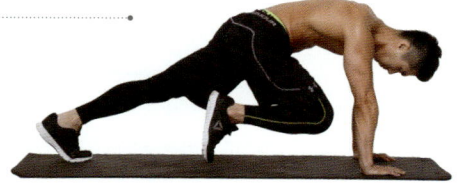

4 다시 반대쪽 발로 교차하며 반복합니다.

2주차 3회

❶ 푸시업 로우 12개

❷ 플랭크 다리교차 10개   × 3세트 실시

❸ 버핏 7개

푸시업 로우는 푸시업과 로우를 연결한 고강도 운동으로 근육 자극을 극대화할 수 있습니다. 플랭크 다리교차는 코어 근육을 강화시키는 운동으로 균형적인 몸을 만드는 데 도움이 됩니다. 버핏은 체지방 연소에 도움이 되며 순발력과 체력을 강화시켜줍니다.

	푸시업 로우	⊕	플랭크 다리교차	⊕	버핏
1세트	12개		10개		7개
	1분 휴식		1분 휴식		1분 휴식
2세트	12개		10개		7개
	1분 휴식		1분 휴식		1분 휴식
3세트	12개		10개		7개

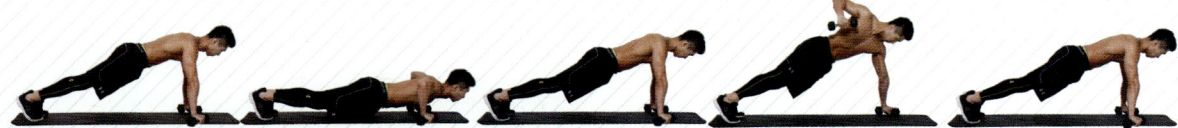

▲ 푸시업 로우

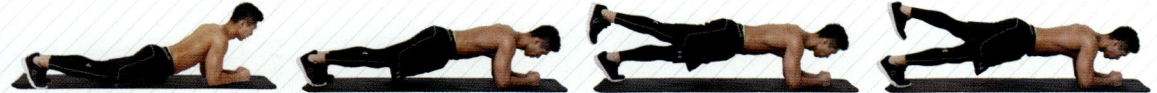

▲ 플랭크 다리교차

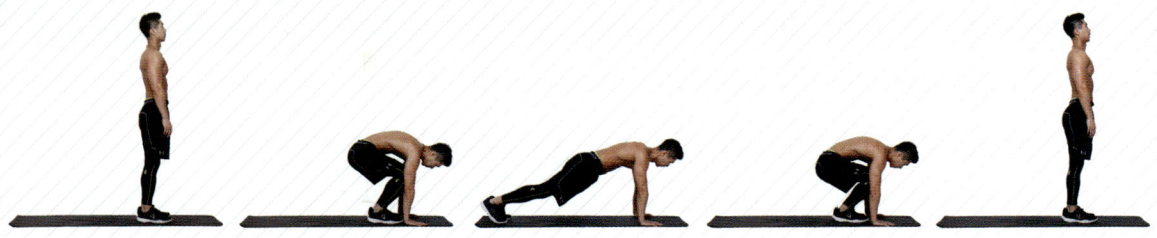

▲ 버핏

▸▸▸ 푸시업 로우 12개

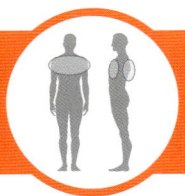

상체의 앞면과 뒷면을 동시에 발달시켜주는 고강도 운동입니다. 말 그대로 푸시업과 로우를 하나로 연결해 강도와 자극을 극대화할 수 있습니다. 그만큼 근력 강화와 체지방 연소에 큰 도움이 됩니다. 상체의 균형을 완벽하게 잡아주는 운동입니다.

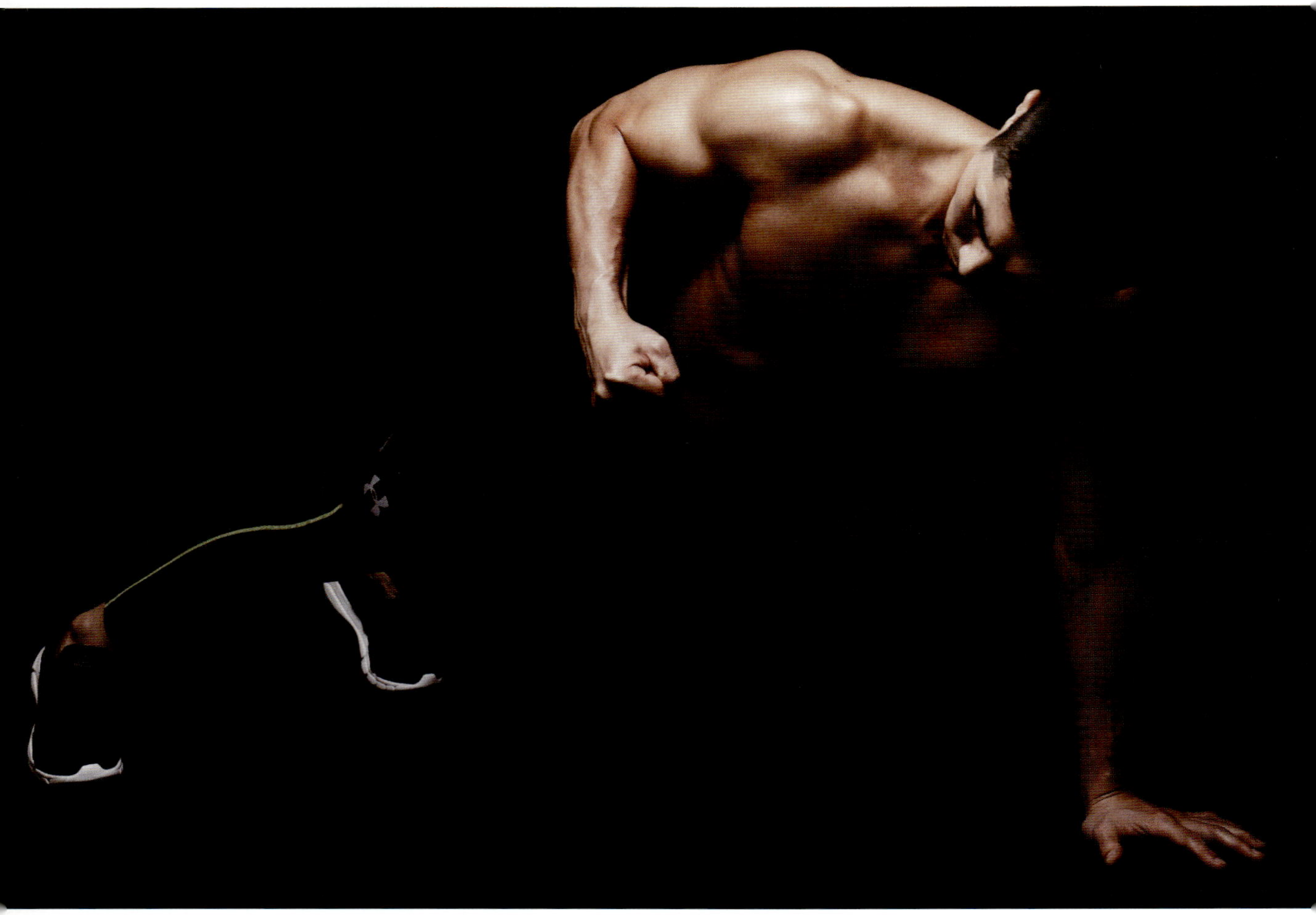

포인트

1. 팔을 올릴 때 고무줄을 당긴다고 상상하면 자극이 잘 전달될 것입니다.
2. 덤벨을 가슴 앞까지 당겨줄 때 중심을 잡아 등이 굽지 않도록 합니다.

주의사항

1. 가슴을 충분히 열어주어야 합니다. 가슴이 펴질수록 덤벨을 들어 올릴 때 광배근의 수축이 잘 이루어집니다.
2. 덤벨을 들어 올릴 때 몸을 과도하게 틀어 중심이 흐트러지지 않도록 주의해야 합니다.

대체운동

슈퍼맨 로우(44p), 덤벨 로우(76p)

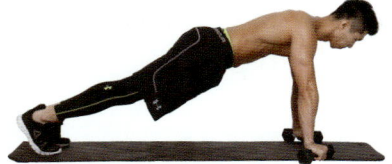

1 덤벨을 쥐고 푸시업 자세를 취합니다.

2 가슴을 펴고 팔을 굽혀 아래로 내려갑니다.

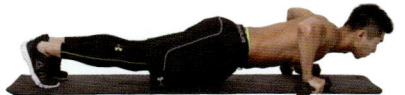

3 팔을 펴고 천천히 올라옵니다.

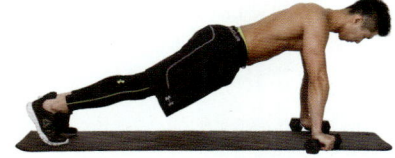

4 올라온 즉시 한쪽 팔을 가슴 앞까지 당겨 올려줍니다.

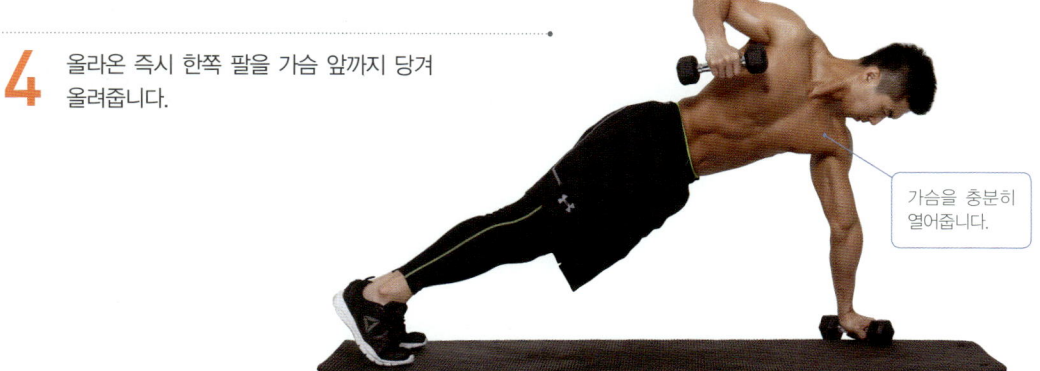

가슴을 충분히
열어줍니다.

5 팔을 내려 처음 자세를 취합니다.
한쪽씩 번갈아가면서 반복합니다.

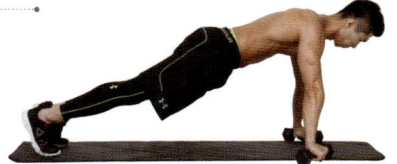

푸시업 로우
잘못된 자세가 몸을 망친다!

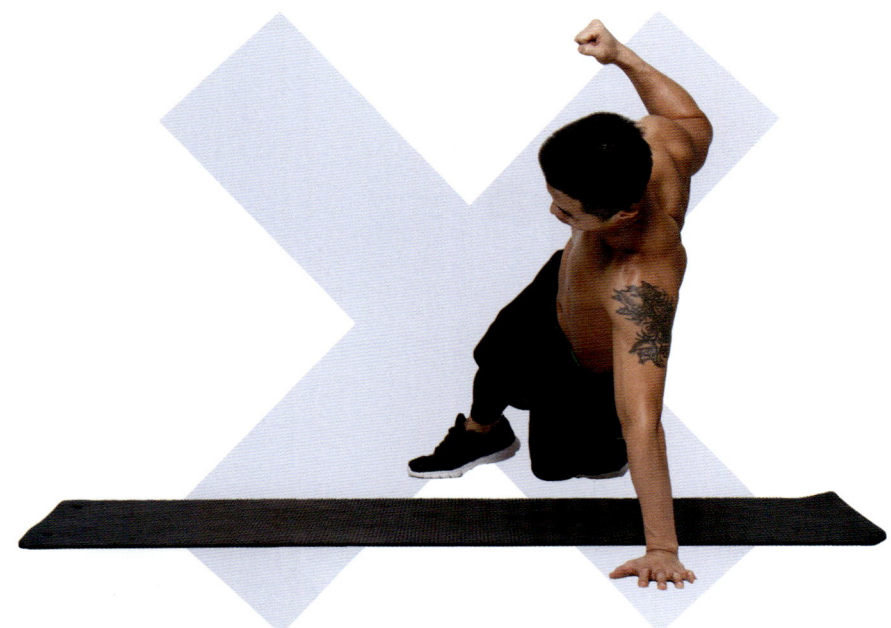

팔을 들어 올릴 때 과도하게 올려 몸이 틀어진 잘못된 자세입니다. 몸의 중심이 흐트러져 등 부분의 집중이 떨어지게 됩니다. 또한 다음 동작으로 매끄럽게 연결되지 않기에 운동 밸런스가 깨질 수 있습니다.

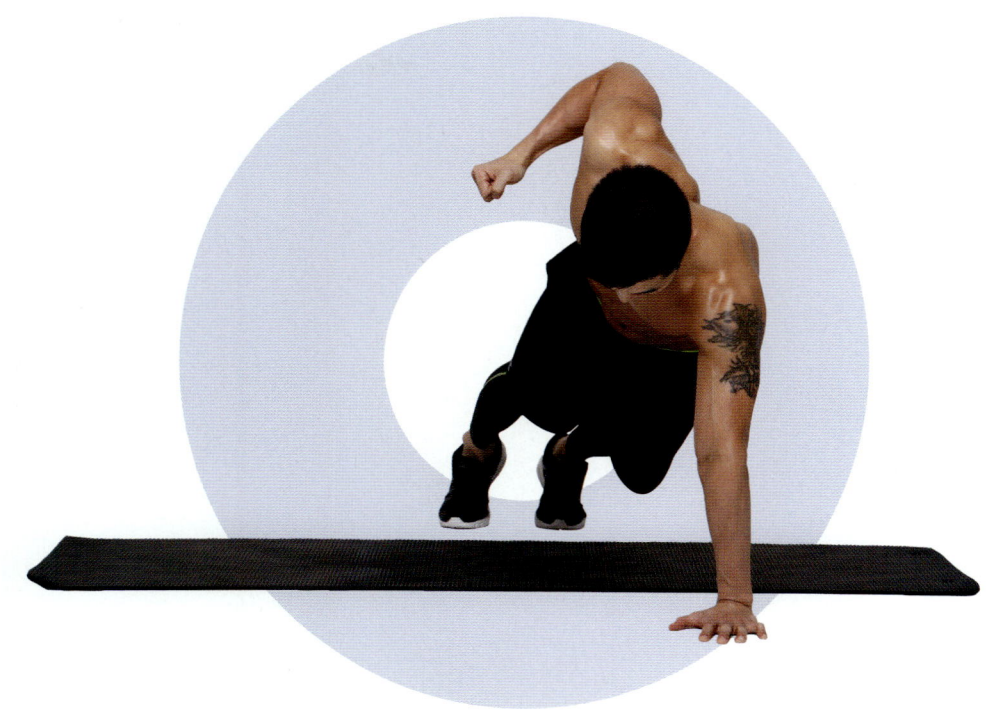

팔을 뒤로 과도하게 올리지 않았으며, 주먹은 가슴 높이까지 당겨 올린 안정적인 자세입니다. 이 상태에서 운동을 하면 등과 코어 근육 강화와 체지방 연소는 물론 상체 균형을 잡아줄 수 있습니다.

▶▶▶ 플랭크 다리교차 10개

일반적으로 알려진 플랭크 동작에 약간의 변형을 주어 강도와 자극을 한층 더 올려주는 운동입니다. 코어 중심의 운동으로 전신 근육을 발달시켜 몸의 균형미를 더해줍니다.

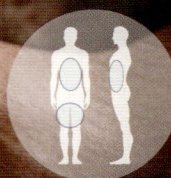

👥 포인트

1. 플랭크 동작에서 한쪽 다리를 떼고 3초 정도 유지한 뒤 다른 다리로 교차해 뗍니다.

2. 복부와 하체에 힘이 많이 들어가 플랭크보다 2배 이상의 에너지가 소비됩니다.

3. 배에 힘을 더 주고 있다고 상상하면 집중력과 자극에 도움이 됩니다.

💓 주의사항

1. 다리를 너무 높게 들어 중심이 흐트러지지 않도록 주의합니다.

2. 엉덩이를 너무 높이 들지 않도록 주의하며 복부의 긴장을 유지합니다.

🏋 대체운동

플랭크(36p)

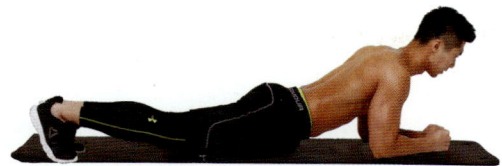

1 바닥에 엎드려 앞꿈치를 세우고
팔꿈치와 손을 바닥에 댑니다.

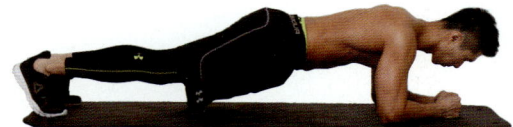

2 몸통을 올려 바닥에서 뗍니다.

다리를 너무 높게 올리지
않습니다.

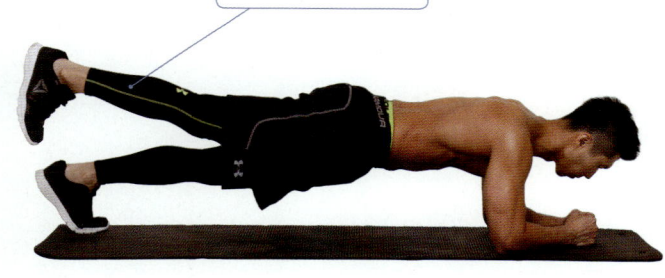

3 한쪽 발을 살짝 들어 올려
3초간 정지합니다.

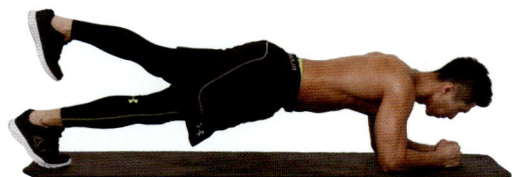

4 반대쪽 다리로 바꿔줍니다. 한쪽씩 번갈아가며
반복합니다.

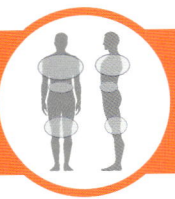

순발력과 체력을 강화하는 운동으로 복부와 전신의 체지방 연소에 도움을 줍니다. 하체와 허리의 근력과 순발력을 발휘해 몸통을 일으켜 세우는 반복 동작으로 에너지 소모가 상당합니다.

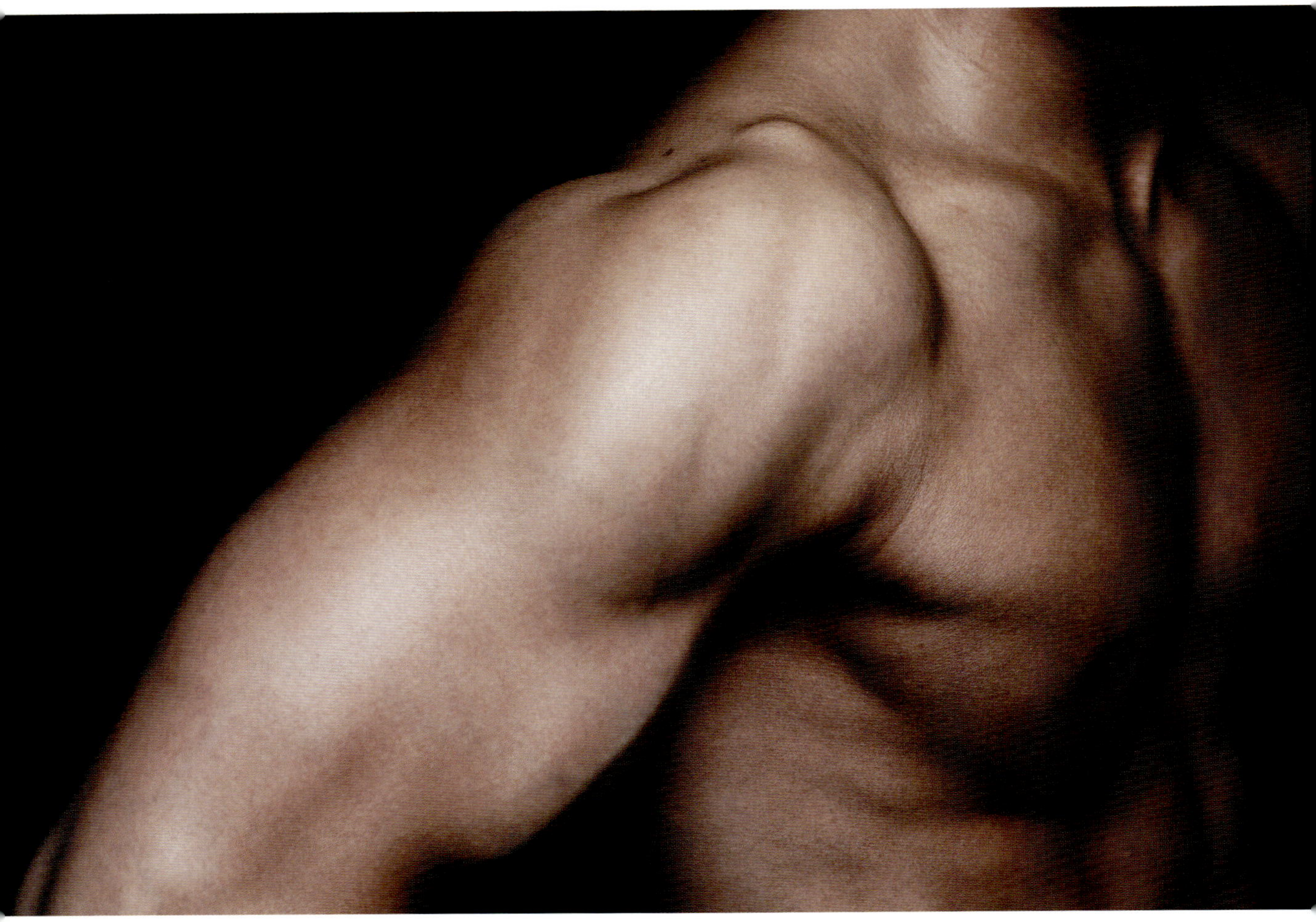

💪 포인트

1. 올라와서 점프를 하거나 내려갈 때 푸시업 동작을 연결한다면 최고 강도의 운동을 할 수 있습니다.

2. 동작을 빠르게 하는 것보다 정확하게 하는 데 집중해야 운동 효과가 높습니다.

❤️ 주의사항

1. 다리를 뒤로 펼 때 엉덩이가 과도하게 내려가면 허리에 부담을 주기 때문에 주의해야 합니다.

2. 다리를 당길 때 허리에 충격이 가지 않도록 가볍게 점프합니다.

🏋️ 대체운동

팔 벌려 높이 뛰기(56p), 마운트 클라이머(78p)

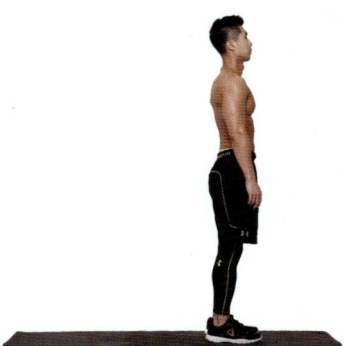

1 바르게 섭니다.

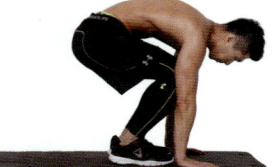

2 상체를 숙여 두 손을 바닥에 짚습니다.

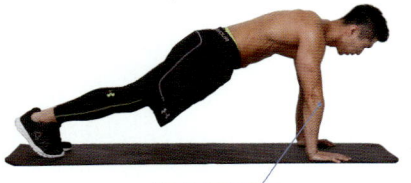

3 무릎을 바닥에 대지 않고 살짝 점프하며 두발을 뒤로 쭉 뺍니다.

푸시업 자세와 비슷합니다.

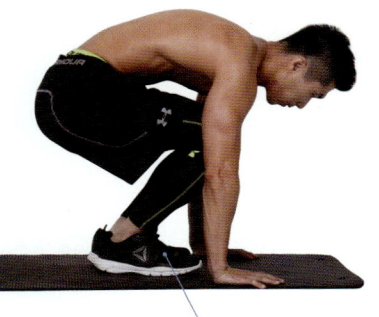

4 다시 살짝 점프하며 양발을 모아 손 쪽으로 가까이 옵니다.

발로 바닥을 너무 세게 찍지 않습니다.

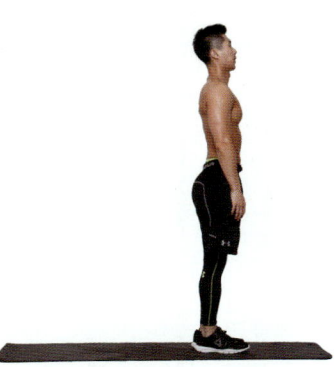

5 손을 떼고 천천히 처음 자세로 돌아옵니다.

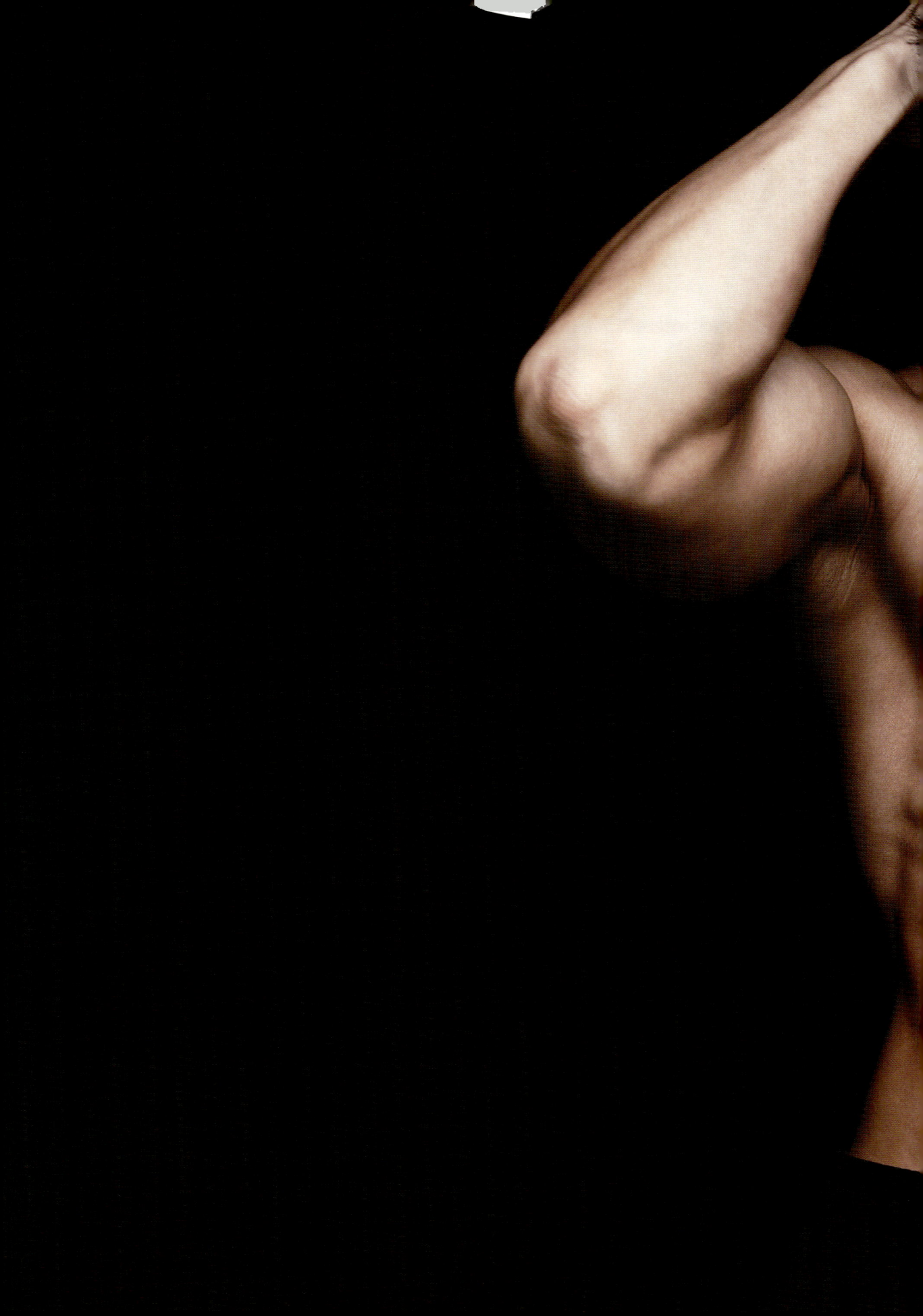

4

난생 처음 상체 홈트
3주차 프로그램

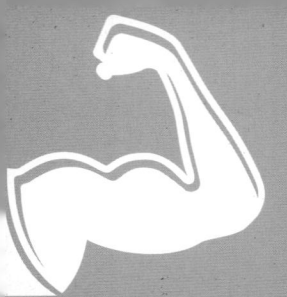

한눈에 보는 3주차 프로그램

3주차 1회		3주차 2회		3주차 3회
힌두 푸시업 (배밀기) 킥백 리버스 크런치	**+**	벤치 딥 덤벨 숄더 사이드 밴드	**+**	벤치 푸시업 덤벨컬 플랭크 니 사이드

3주차 1회

❶ 힌두 푸시업(배밀기) ❷ 킥백 ❸ 리버스 크런치

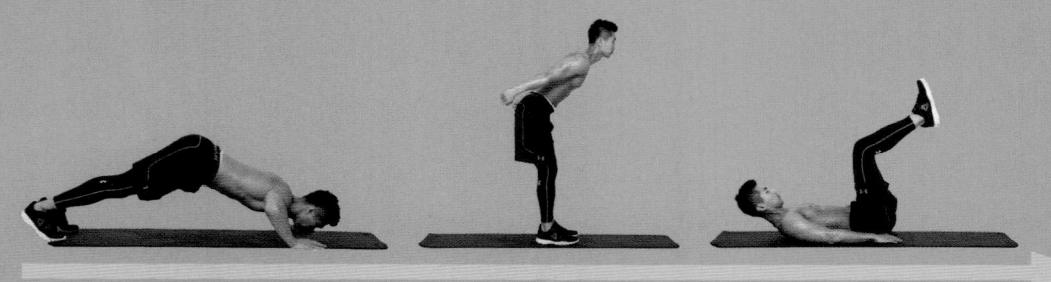

▲ 힌두 푸시업(배밀기)　　　▲ 킥백　　　▲ 리버스 크런치

3주차 2회
❶ 벤치 딥 ❷ 덤벨 숄더 ❸ 사이드 밴드

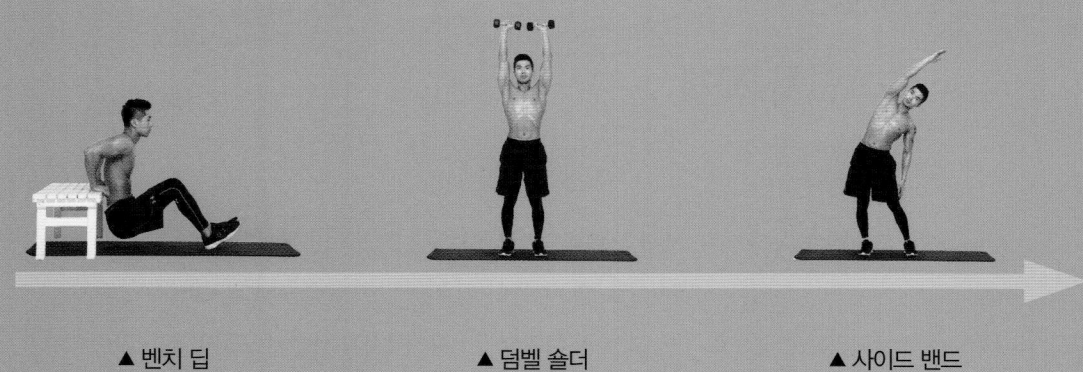

▲ 벤치 딥   ▲ 덤벨 숄더   ▲ 사이드 밴드

3주차 3회
❶ 벤치 푸시업 ❷ 덤벨컬 ❸ 플랭크 니 사이드

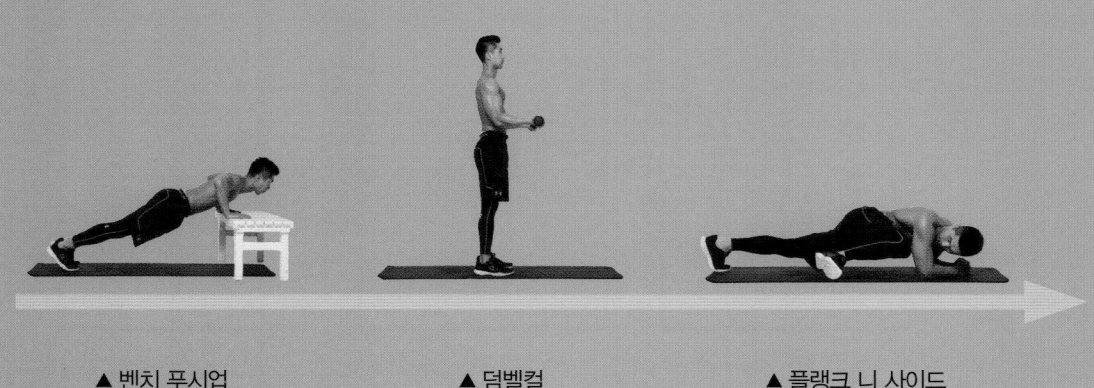

▲ 벤치 푸시업   ▲ 덤벨컬   ▲ 플랭크 니 사이드

3주차 1회

❶ 힌두 푸시업(배밀기) 10개

❷ 킥백 15개

❸ 리버스 크런치 20개

× 3세트 실시

힌두 푸시업은 가슴뿐 아니라 상체 전체 근육을 발달시키는 데 효과적인 운동입니다. 킥백은 간단한 동작으로 삼두근에 자극을 최대한으로 줄 수 있어 삼두근 강화에 좋습니다. 리버스 크런치는 하복부를 발달시키는 운동으로 꾸준히 하면 하복부 강화와 기초 대사량에 도움이 됩니다.

	힌두 푸시업 (배밀기)	⊕	킥백	⊕	리버스 크런치
1세트	10개		15개		20개
	1분 휴식		1분 휴식		1분 휴식
2세트	10개		15개		20개
	1분 휴식		1분 휴식		1분 휴식
3세트	10개		15개		20개

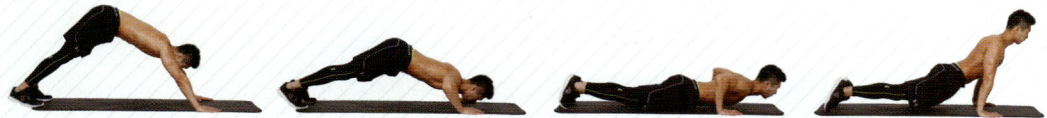

▲ 힌두 푸시업(배밀기)

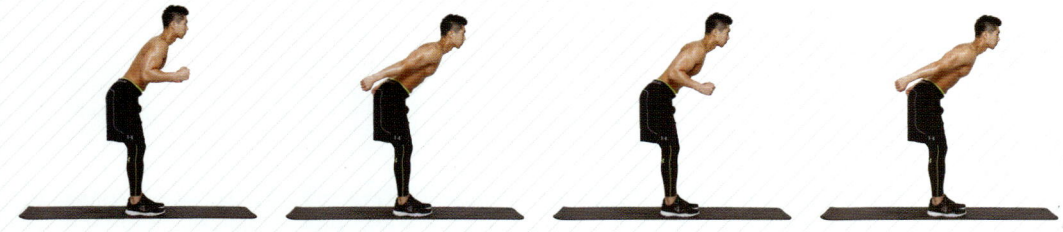

▲ 킥백

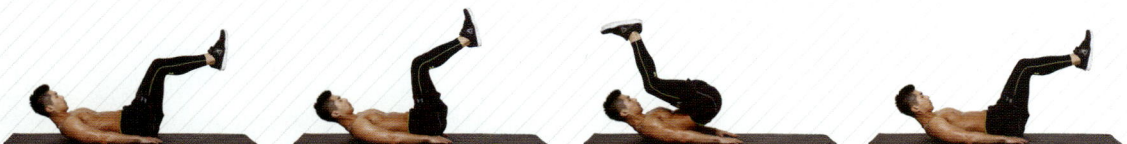

▲ 리버스 크런치

▶▶▶ 힌두 푸시업(배밀기) 10개

푸시업의 업그레이드 운동법으로 가슴 운동뿐 아니라 어깨·등·허리까지 상체의 많은 근육을 발달시킬 수 있습니다. 배밀기 혹은 웨이브 푸시업이라고도 불립니다.

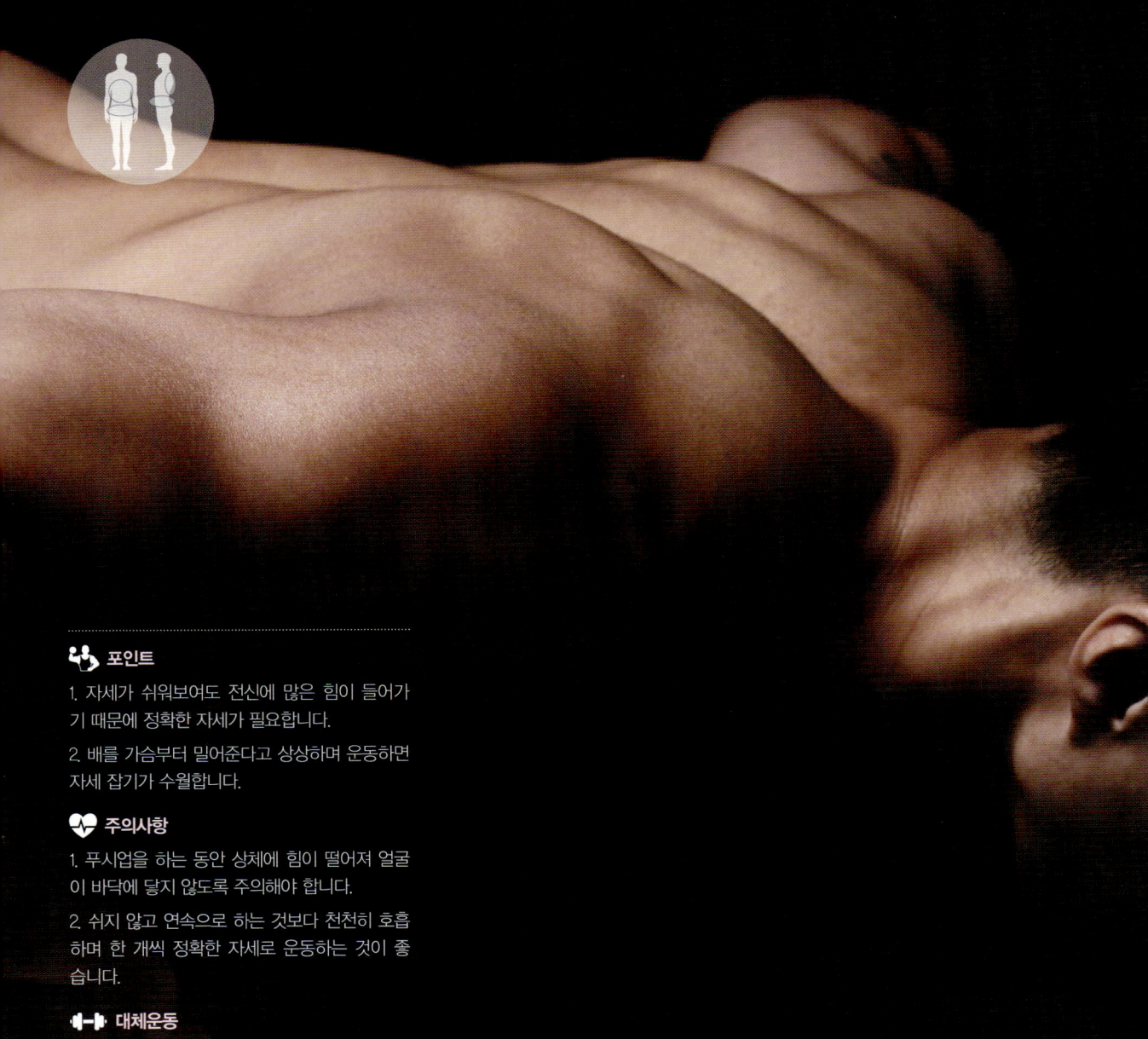

💪 포인트

1. 자세가 쉬워보여도 전신에 많은 힘이 들어가기 때문에 정확한 자세가 필요합니다.

2. 배를 가슴부터 밀어준다고 상상하며 운동하면 자세 잡기가 수월합니다.

💗 주의사항

1. 푸시업을 하는 동안 상체에 힘이 떨어져 얼굴이 바닥에 닿지 않도록 주의해야 합니다.

2. 쉬지 않고 연속으로 하는 것보다 천천히 호흡하며 한 개씩 정확한 자세로 운동하는 것이 좋습니다.

╟┲┦ 대체운동

암워킹(64p)

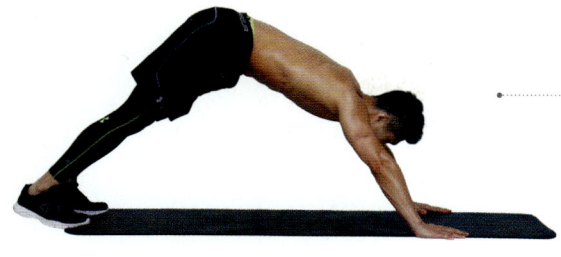

1 푸시업 자세에서 엉덩이를 올려 준비 자세를 취합니다.

2 팔을 구부려 머리가 바닥에 닿기 전까지 내려갑니다.

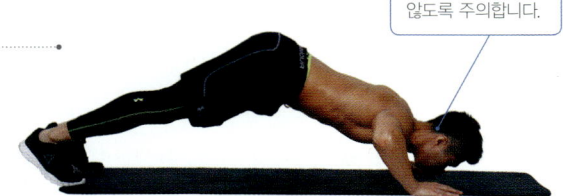

얼굴이 바닥에 닿지 않도록 주의합니다.

3 머리를 들어 올리고 웨이브를 타듯 가슴을 앞쪽으로 밀며 이동합니다.

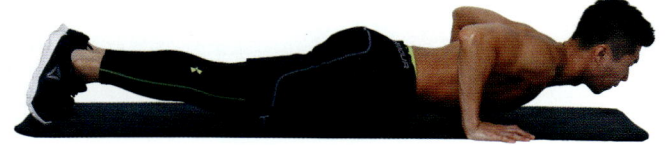

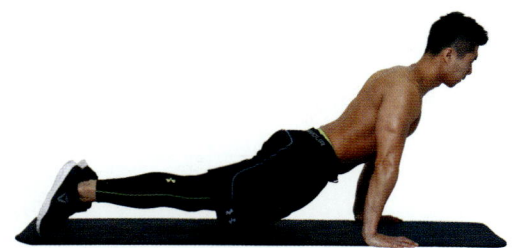

4 팔을 밀어주며 상체를 올린 후 다시 준비 자세로 돌아옵니다.

힌두 푸시업(배밀기)
잘못된 자세가 몸을 망친다!

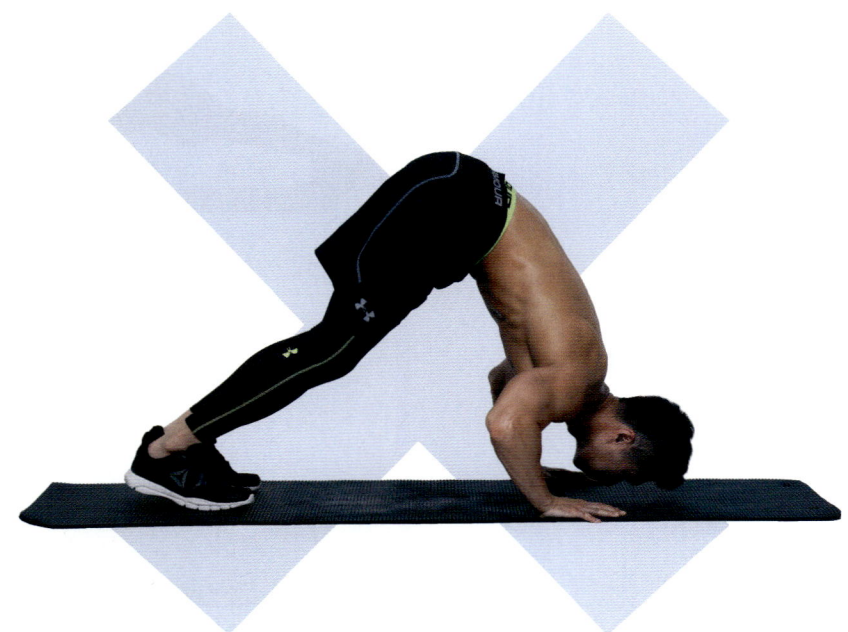

엉덩이를 너무 높이 올린 자세입니다. 이런 자세를 취할 경우 팔의 힘 조절이 힘들어 얼굴이 바닥에 닿을 수 있습니다. 웨이브를 타듯 머리부터 가슴, 배, 허벅지 순으로 매끄럽게 내려갈 수 있도록 높이를 유지해야 합니다.

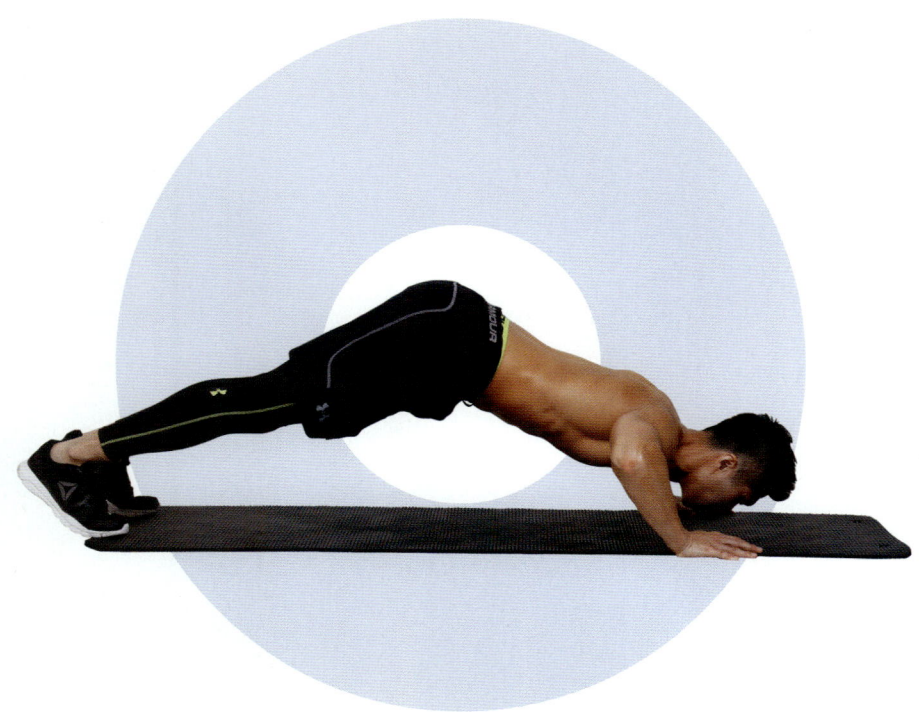

시선은 바닥을 응시하며 가슴은 편 상태로, 얼굴이 바닥에 닿지 않도록 내려
간 안정적인 자세입니다. 이 자세에서 천천히 몸을 밀어주면 어깨와 등, 허리
에 자극을 주어 상체 근육을 강화할 수 있습니다.

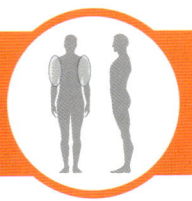

상체 중 삼두근을 강화하고 팔 근육이 선명하게 갈라지는 효과를 볼 수 있는 운동입니다. 겨드랑이에 힘을 주어 팔을 옆구리에 고정한 뒤, 팔뚝을 뒤로 펴서 올리는 동작만으로 삼두근을 최대한 자극할 수 있습니다.

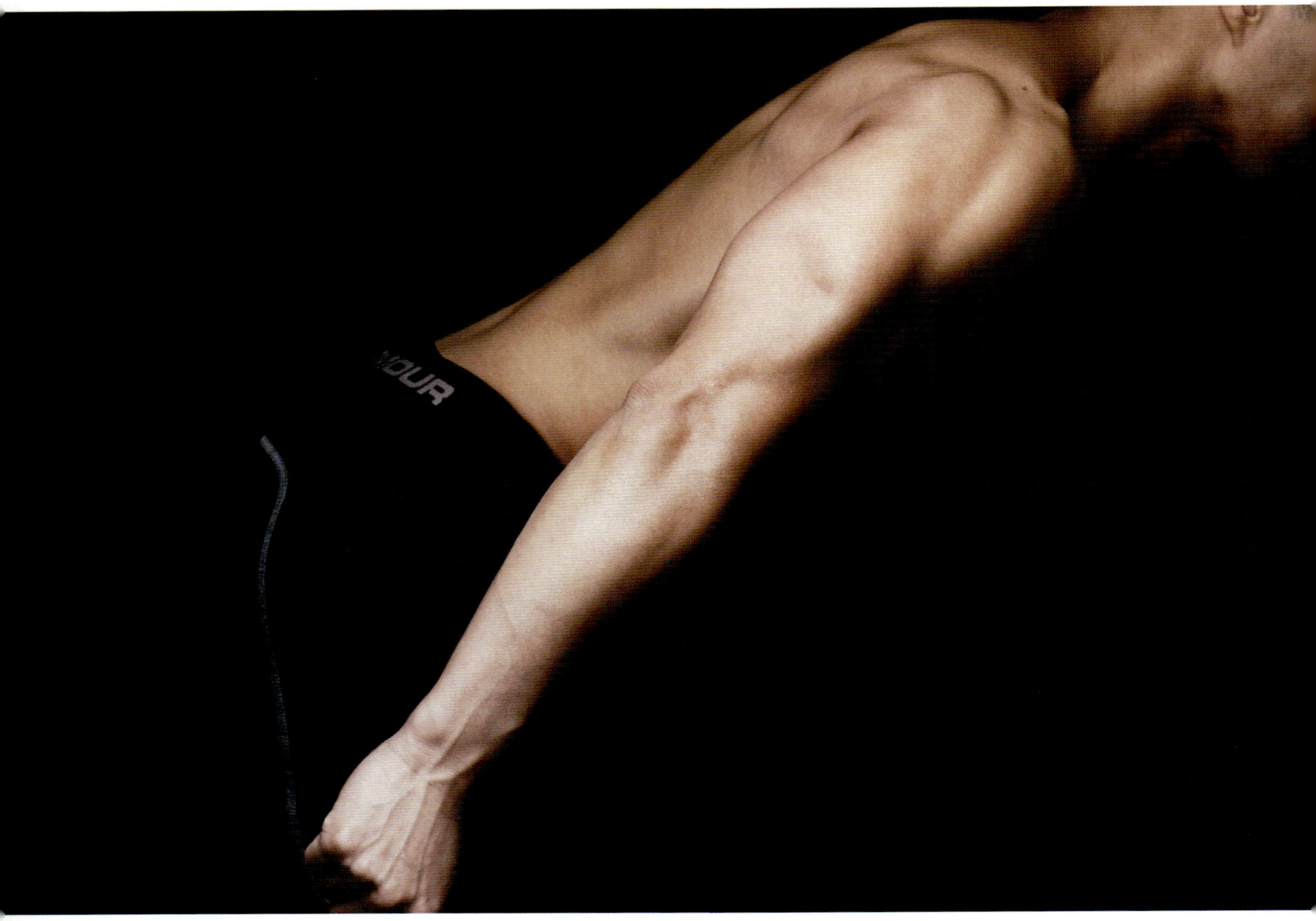

💪 포인트

1. 강도를 높이고 싶다면 개수를 늘리거나 가벼운 무게의 덤벨을 드는 것도 좋습니다.

2. 팔을 펴서 힘을 주는 동작을 5초 정도 유지하면 근육에 더 집중할 수 있습니다.

💗 주의사항

1. 팔을 펴서 삼두에 집중한 뒤 다시 팔을 내릴 때는 팔 전체가 아닌 팔뚝만 움직입니다.

2. 팔을 펼 때 어깨가 움직이지 않도록 조심합니다.

🏋 대체운동

벤치 딥(106p)

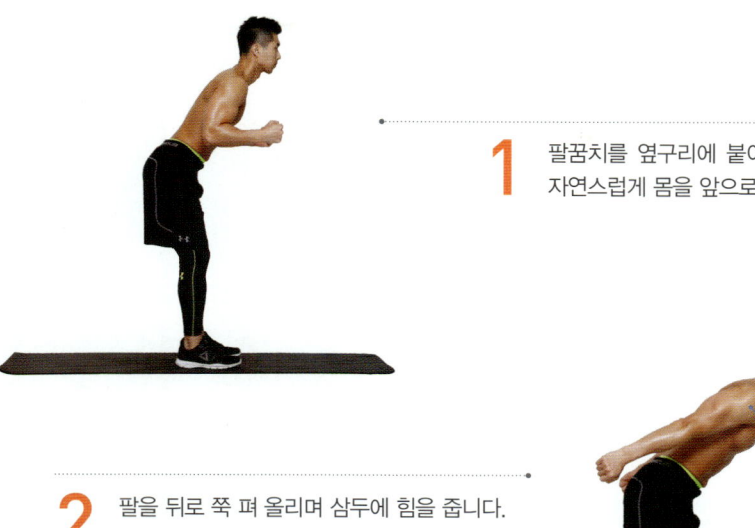

1 팔꿈치를 옆구리에 붙이고 가슴을 편 뒤 자연스럽게 몸을 앞으로 숙입니다.

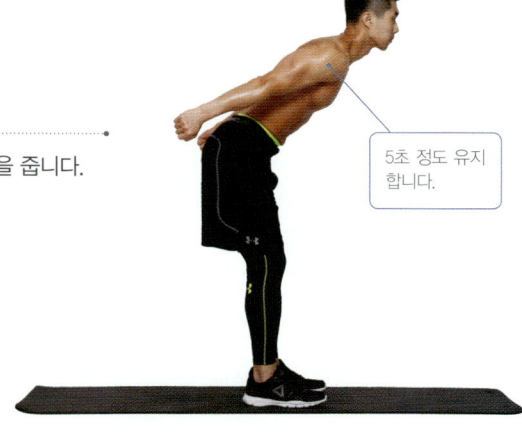

5초 정도 유지 합니다.

2 팔을 뒤로 쭉 펴 올리며 삼두에 힘을 줍니다.

팔 전체가 아닌 팔 뚝만 움직입니다.

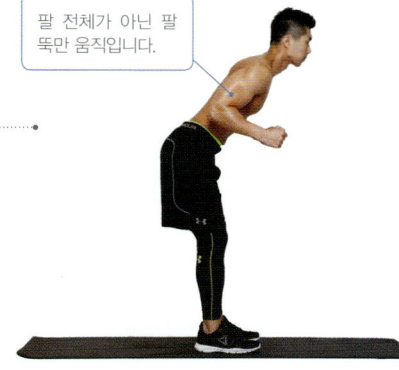

3 팔꿈치는 옆구리에 고정한 채 팔뚝만 아래로 살짝 구부립니다.

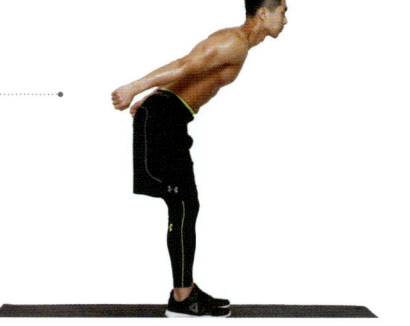

4 다시 팔을 뒤로 쭉 펴 올리며 삼두에 힘을 줍니다.

▶▶ 리버스 크런치 20개

하체를 움직여 하부 복직근을 발달시키는 운동입니다. 하복부를 자극해 하복부가 강화되며 기초대사량을 높이는 데도 도움이 됩니다.

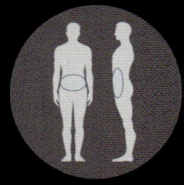

👥 포인트

1. 하체를 들어 올릴 때 엉덩이가 살짝 들리도록 자세를 잡아주면 배의 수축이 더 강해집니다.

2. '배'라는 단어를 상상하면서 운동하면 더 집중할 수 있습니다.

💓 주의사항

1. 동작 간 복부 긴장이 풀리지 않도록 주의합니다.

2. 다시 다리를 내릴 때는 아래로 뚝 떨어뜨리지 말고, 천천히 내린 뒤 끌어올리기를 반복합니다.

🏋 대체운동

더블 크런치(144p), 트위스트 크런치(154p)

1 바닥에 누워 무릎을 90도로 구부려
들어줍니다.

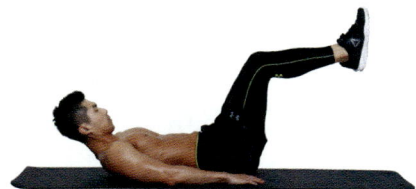

2 다리 각도를 유지하면서 골반을 둥글게 만다는
느낌으로 다리를 올려줍니다.

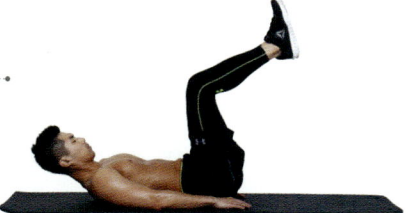

3 엉덩이가 살짝 들릴 때까지
다리를 올려줍니다.

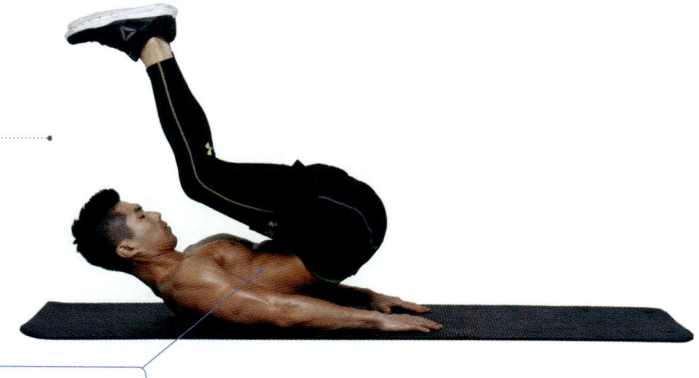

복부 긴장이 풀리지
않도록 주의합니다.

4 복부에 힘을 천천히 풀며 처음 자세로 돌아갑니다.
반복 운동합니다.

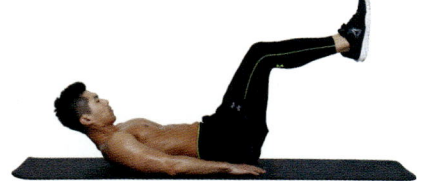

3주차 2회

❶ 벤치 딥 15개

❷ 덤벨 숄더 15개

❸ 사이드 밴드 20개

× 3세트 실시

벤치 딥은 팔 근육에 자극을 주는 운동으로 팔뚝 체지방을 연소시키고 근육을 강화시키는 데 효과적입니다. 덤벨 숄더는 대표적인 어깨 운동으로 넓은 어깨와 선명한 어깨 근육을 만드는 데 도움이 됩니다. 사이드 밴드는 코어 근육 운동으로 옆구리 체지방을 연소해줍니다.

	벤치 딥	⊕	덤벨 숄더	⊕	사이드 밴드
1세트	15개		15개		20개
	1분 휴식		1분 휴식		1분 휴식
2세트	15개		15개		20개
	1분 휴식		1분 휴식		1분 휴식
3세트	15개		15개		20개

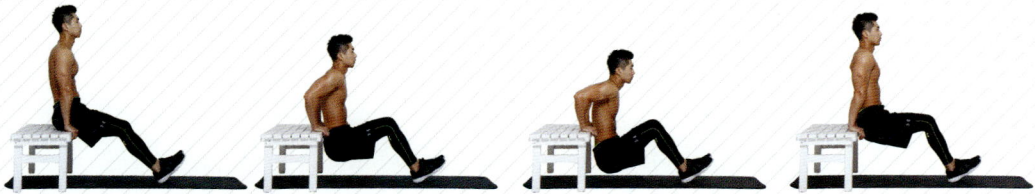

▲ 벤치 딥

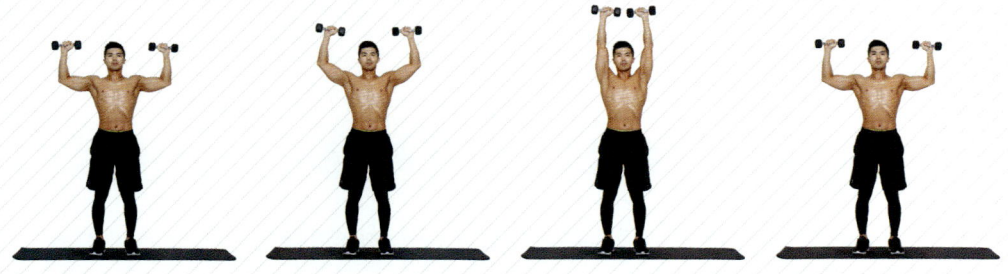

▲ 덤벨 숄더

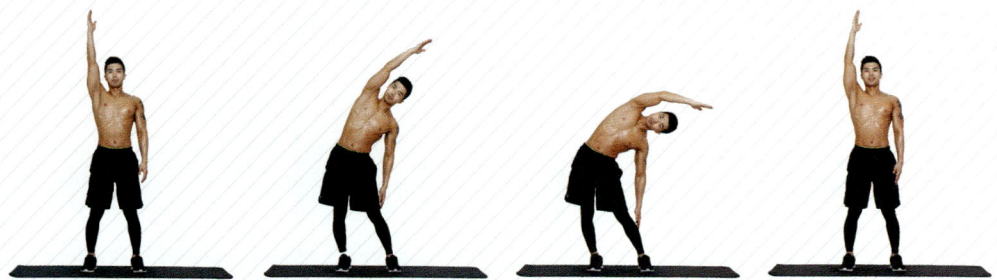

▲ 사이드 밴드

벤치를 이용해 삼두근을 강화하는 운동으로 어디서든 쉽게 할 수 있습니다. 팔 지방을 제거해 탄력 있고 선명한 팔을 만들 수 있으며, 팔의 윤곽을 잡는 데도 도움이 됩니다.

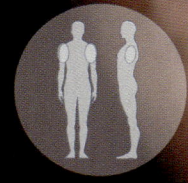

💪 **포인트**

1. 벤치를 바닥 아래로 누른다는 느낌으로 운동하면 자세 잡기도 좋고, 자극도 세게 느껴질 것입니다.

2. 앞꿈치를 들어 올리고 뒤꿈치를 고정시키면 하체를 고정시키기 수월합니다.

💗 **주의사항**

1. 내려가고 올라갈 때 엉덩이가 벤치에서 멀어지지 않게 주의해야 합니다.

2. 아래로 내려갈 때 턱을 살짝 들어 정면을 응시합니다.

🏋️ **대체운동**

킥백(100p)

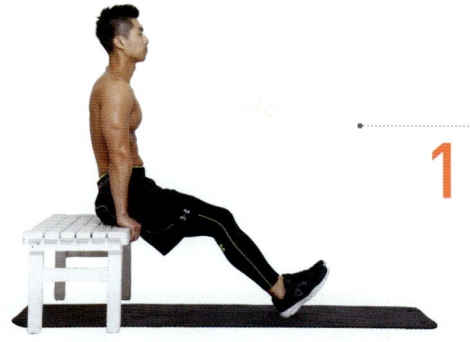

1 벤치에 걸터앉아 팔을 엉덩이 폭만큼 벌립니다.

벤치를 누른다는 느낌으로 내려갑 니다.

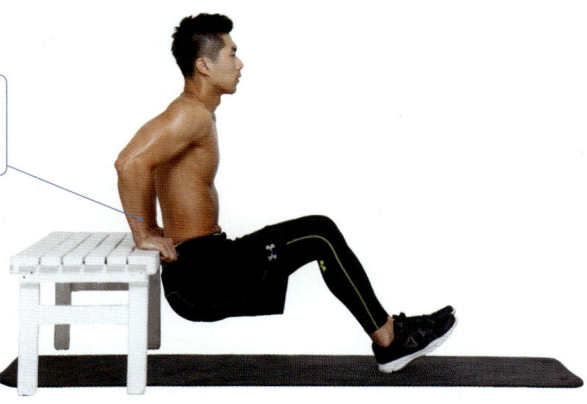

2 엉덩이를 앞으로 떼고 천천히 아래로 내려갑니다.

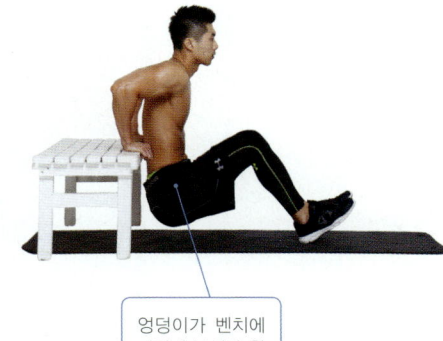

3 팔이 직각이 될 때까지 아래로 내려갑니다.

엉덩이가 벤치에 가깝게 붙어야 합 니다.

4 벤치를 밀어주며 위로 올라옵니다.

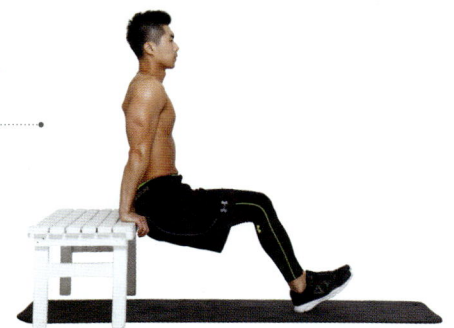

덤벨 숄더 15개

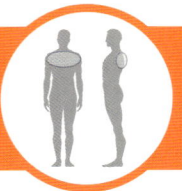

어깨 운동 중에서도 손에 꼽힐 만큼 중요한 운동입니다. 어깨를 우람하게 만들어주고 어깨 근육을 선명하게 하는 데 도움이 됩니다. 상체를 키우려는 사람이라면 꼭 해야 하는 필수 운동법입니다.

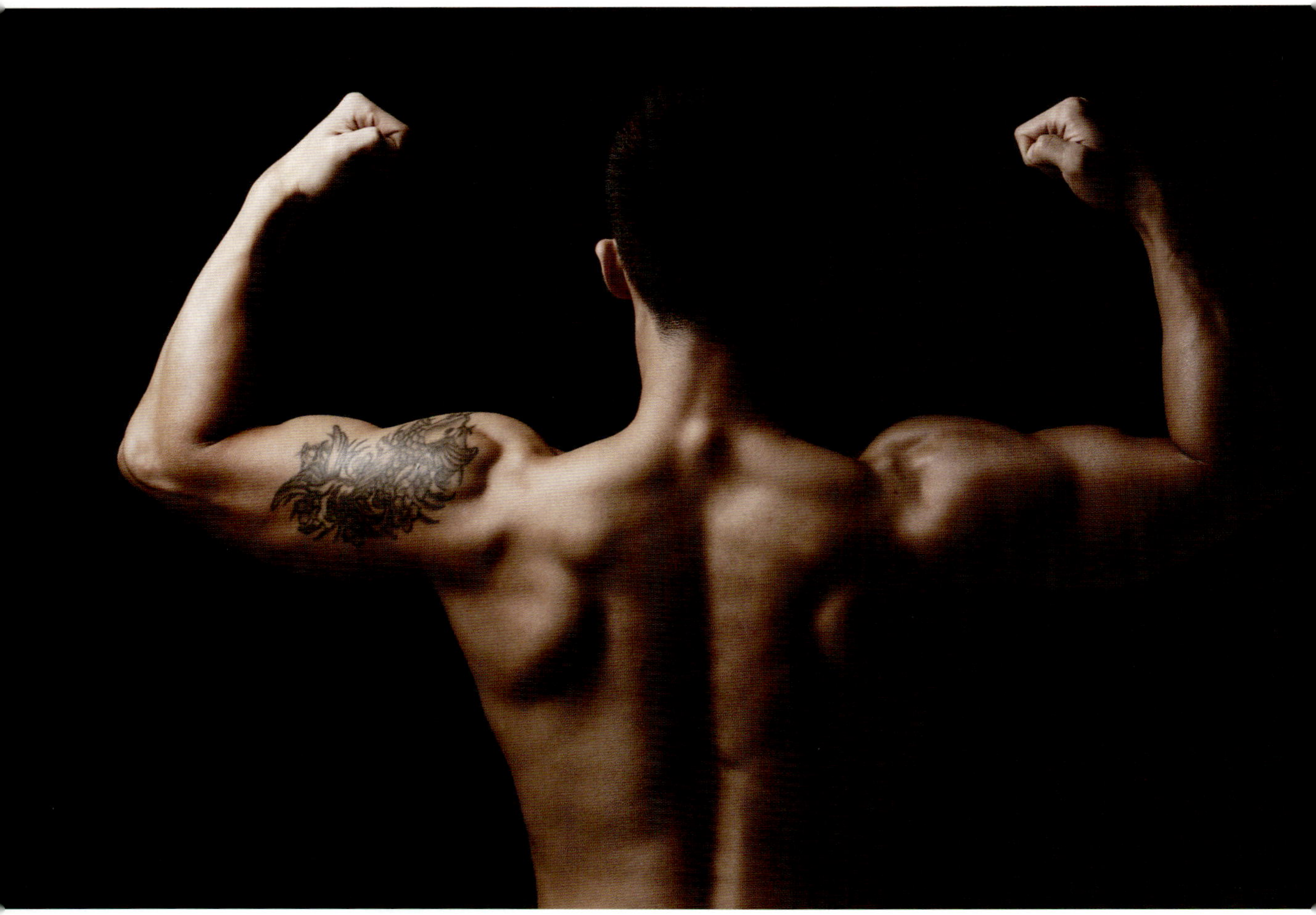

포인트

1. 덤벨의 무게를 올려 강도를 조절해 운동해도 좋습니다.
2. 덤벨이 코 정도 높이까지 내려왔을 때 정수리 쪽으로 밀어줍니다.

주의사항

1. 덤벨을 올리고 내릴 때 팔꿈치의 위치를 정확하게 잡아주어 수직으로 덤벨을 들어 올려야 합니다.
2. 거울을 보고 연습하면 덤벨이 흔들리지 않도록 자세를 잡는 데 도움이 됩니다.

대체운동

암워킹(64p), 아놀드 프레스(152p)

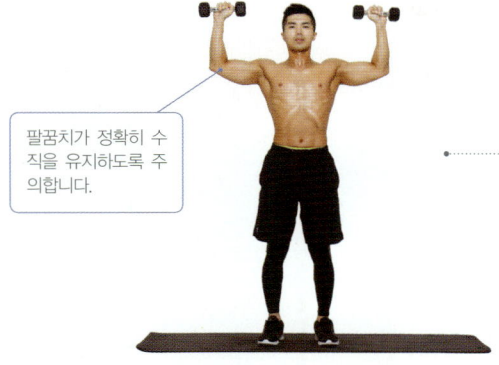

팔꿈치가 정확히 수직을 유지하도록 주의합니다.

1 양손에 덤벨을 쥐고 팔꿈치를 90도로 만듭니다.

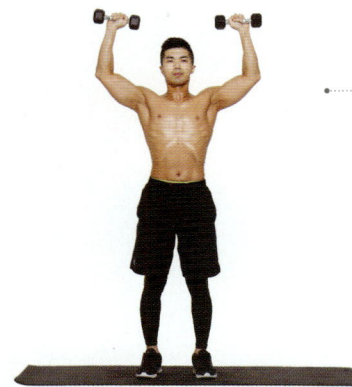

2 덤벨을 머리 위로 올립니다.

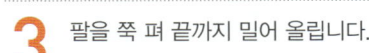

3 팔을 쭉 펴 끝까지 밀어 올립니다.

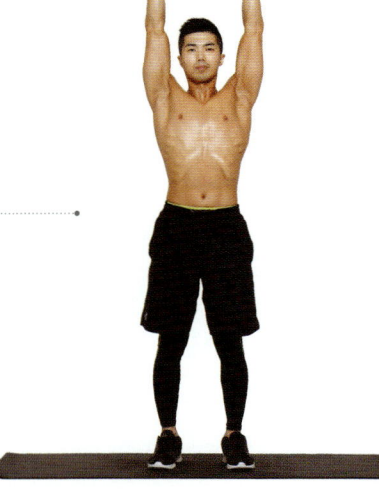

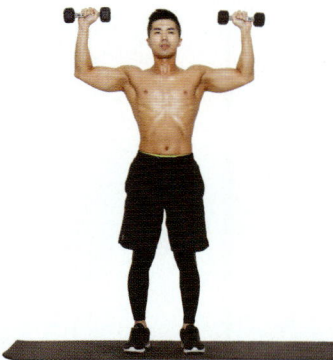

4 다시 천천히 팔을 내려 처음 자세로 돌아옵니다.

►►► 사이드 밴드 20개

내복사근과 외복사근을 발달시킬 수 있는 운동입니다. 옆구리의 라인을 잡아주며
남녀노소 누구나 쉽게 따라할 수 있습니다.

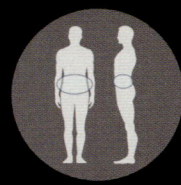

💪 포인트

1. 덤벨을 들어 올리거나 밴드를 이용해 자극을
세게 하는 방법도 있지만 맨손으로도 충분히 자
극할 수 있으니 자세를 바르게 해서 최대한 집중
합니다.

2. 옆으로 최대한 내려갔을 때 2~3초 정지 후 아
래로 살짝 누른다는 느낌으로 운동하면 강도를
높일 수 있습니다.

💗 주의사항

1. 운동시 엉덩이가 좌우로 움직이거나 골반을
앞뒤로 빼면 안 됩니다.

2. 옆으로 많이 내려오는 것보다 자세가 흐트러
지지 않고 내려올 수 있는 만큼만 내려오는 것이
더 좋습니다.

🏋 대체운동

힐터치(46p), 러시안 트위스트(70p)

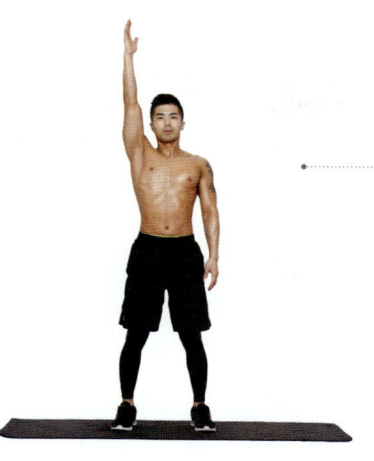

1 한 손을 머리 위로 펴고, 반대 손은
허벅지 옆에 편하게 내려놓습니다.

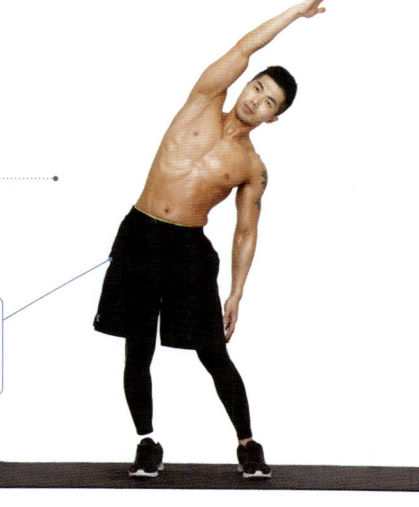

2 올린 손의 반대쪽으로 천천히 내려갑니다.

엉덩이가 좌우로
움직이지 않도록
주의합니다.

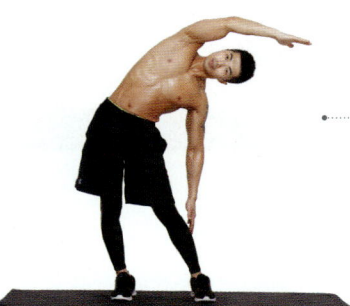

3 골반이 앞뒤로 틀어지지 않을 정도로
옆으로 최대한 내려갑니다.

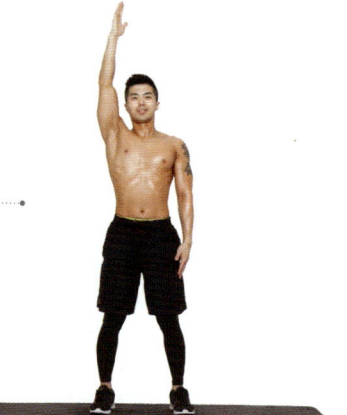

4 다시 처음 자세로 천천히 올라옵니다.
한쪽 운동이 끝나면 반대쪽을 운동합니다.

사이드 밴드
잘못된 자세가 몸을 망친다!

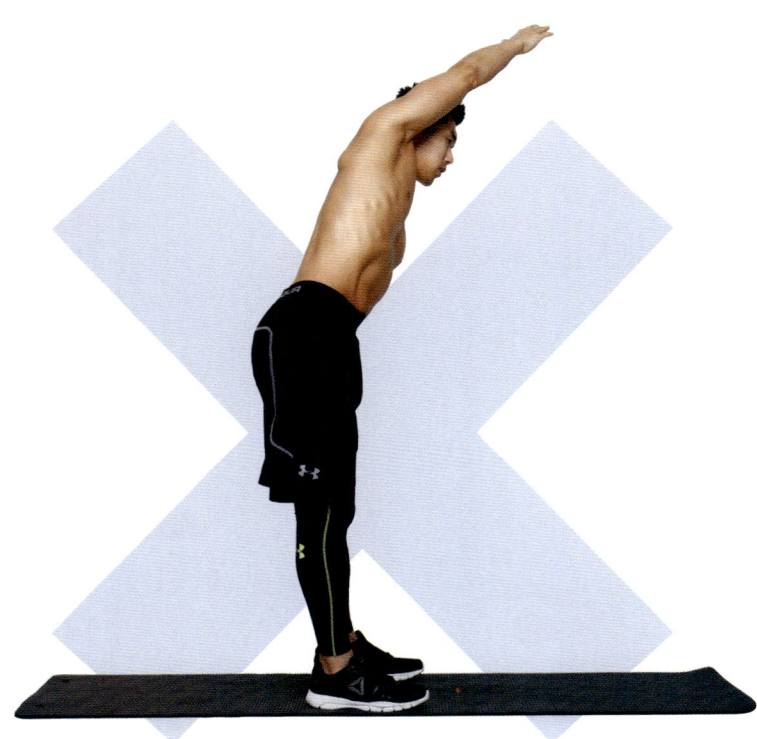

골반을 옆으로 틀었으며 상체가 앞으로 굽은 잘못된 자세입니다. 이런 자세는 옆구리 근육에 힘이 집중되는 것을 방해해 자극을 떨어트리고, 허리 근육과 척추에 부담을 줄 수 있습니다.

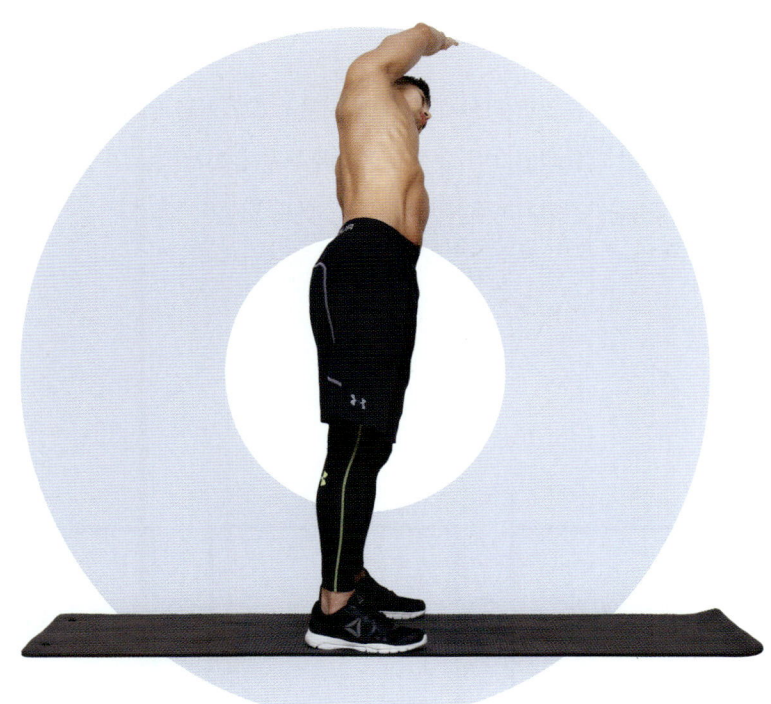

팔은 귀 옆에 가까이 붙이고 가슴은 곧게 펴 내려갈 수 있는 위치까지만 내려 간 안정적인 자세입니다. 이 자세를 유지하면 내복사근과 외복사근에 주는 자 극을 극대화할 수 있고 체지방 연소에도 효과적입니다.

3주차 3회

❶ 벤치 푸시업 15개

❷ 덤벨컬 15개   × 3세트 실시

❸ 플랭크 니 사이드 12개

벤치 푸시업은 가슴은 물론 팔 근육도 강화시킬 수 있는 운동으로 기본 푸시업보다 쉽게 자세를 잡을 수 있습니다. 덤벨컬은 대표적인 이두 운동으로 이두근을 강화시키는 데 효과적입니다. 플랭크 니 사이드는 코어 근육을 강화시켜주며 체지방 연소에도 도움이 됩니다.

	벤치 푸시업	⊕	덤벨컬	⊕	플랭크 니 사이드
1세트	15개		15개		12개
	1분 휴식		1분 휴식		1분 휴식
2세트	15개		15개		12개
	1분 휴식		1분 휴식		1분 휴식
3세트	15개		15개		12개

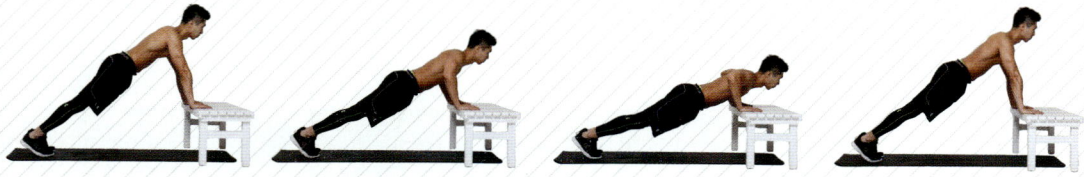

▲ 벤치 푸시업

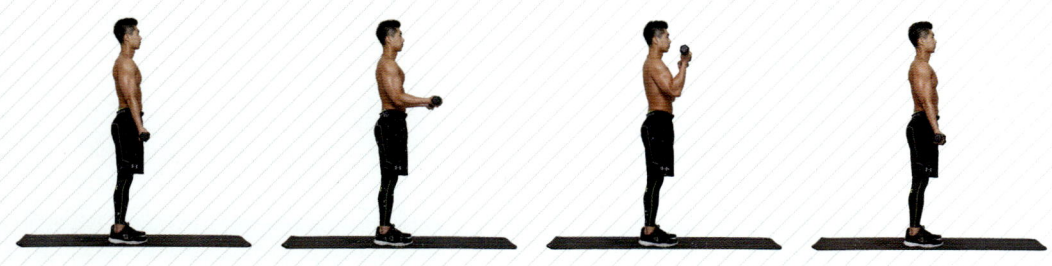

▲ 덤벨컬

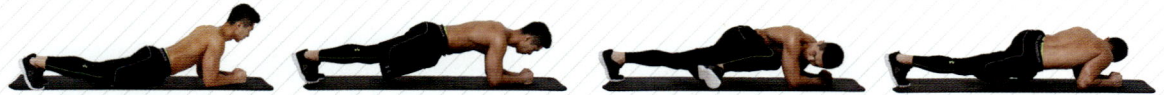

▲ 플랭크 니 사이드

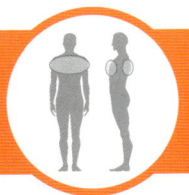

효과는 기본 푸시업과 비슷하나 상체가 하체보다 위에 올라오기 때문에 자세를 좀더 쉽게 잡을 수 있습니다. 초보자들도 무리없이 따라할 수 있습니다.

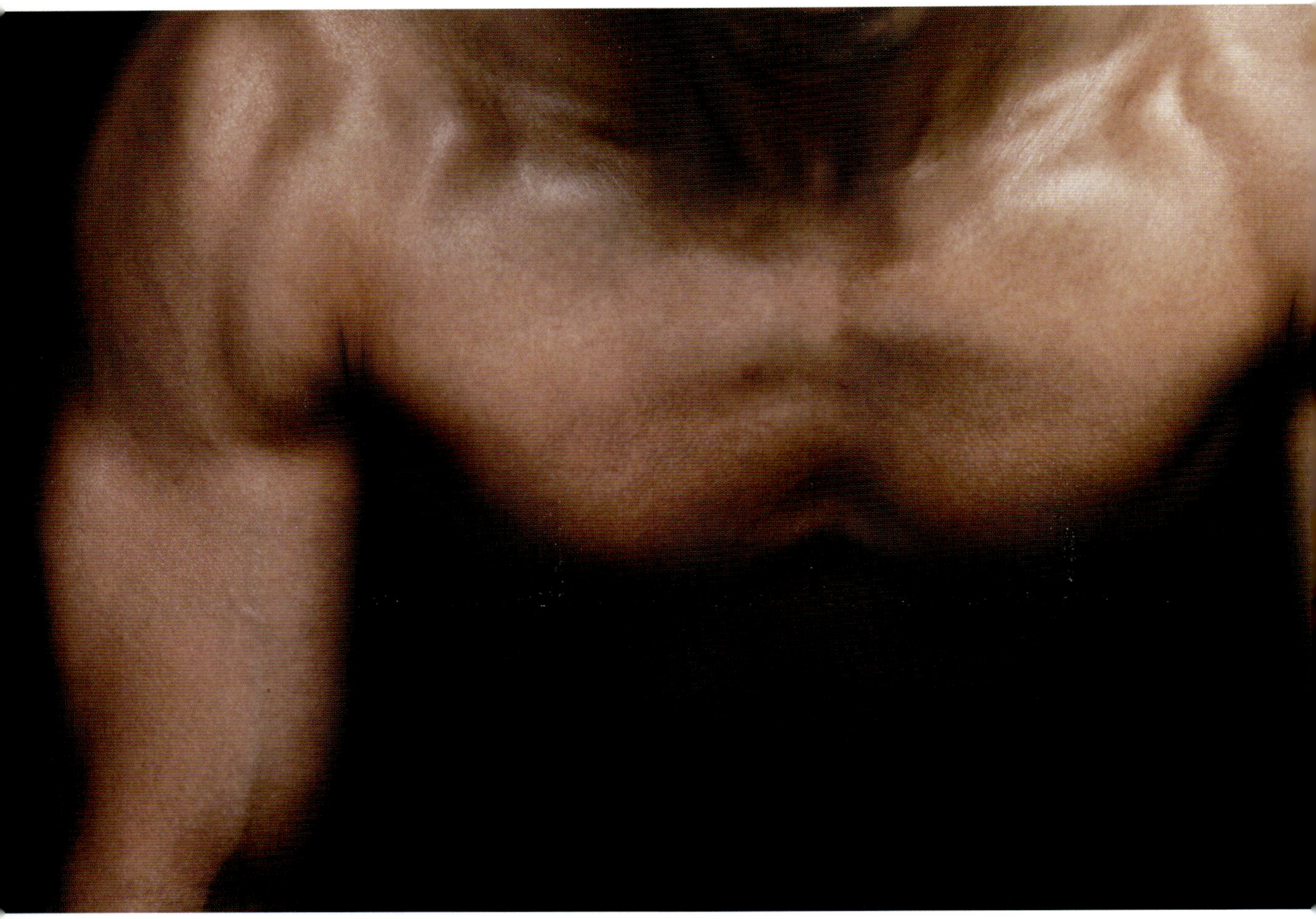

포인트

1. 턱을 살짝 들어 정면을 응시하면 바른 자세를 만들 수 있습니다.

2. 벤치에 최대한 가깝게 내려간 뒤 가슴을 편 상태로 벤치를 누르면서 올라옵니다.

대체운동

기본 푸시업(32p), 팔 모아 푸시업(74p)

주의사항

1. 내려갈 때 어깨나 엉덩이 둘 중 하나만 너무 내려가지 않도록 자세를 유지합니다.

2. 올라올 때 엉덩이만 밀어 몸을 'ㄱ' 자로 만들지 않도록 주의합니다.

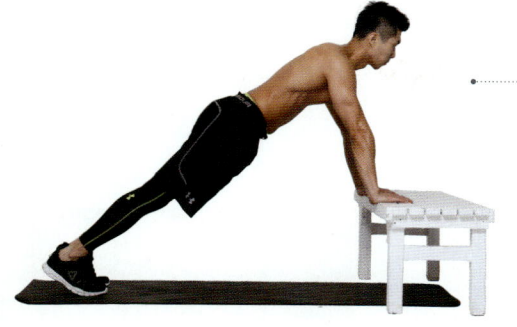

1 벤치를 짚고 팔을 펴서 푸시업 자세를 취합니다.

어깨만 내려가거나 엉덩이만 내려가지 않습니다.

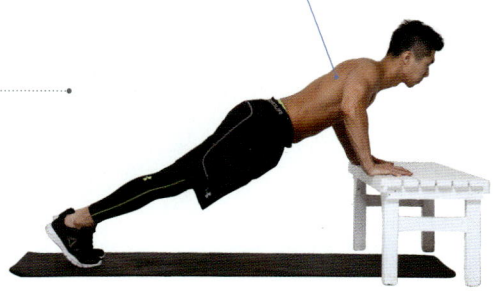

2 팔을 구부려 내려갑니다.

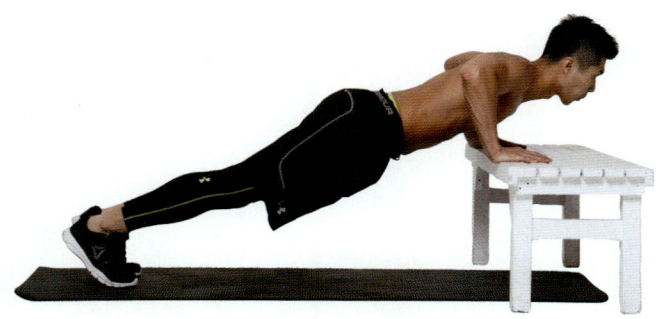

3 가슴이 벤치에 닿기 직전까지 내려갑니다.

엉덩이를 뒤로 밀지 않아야 합니다.

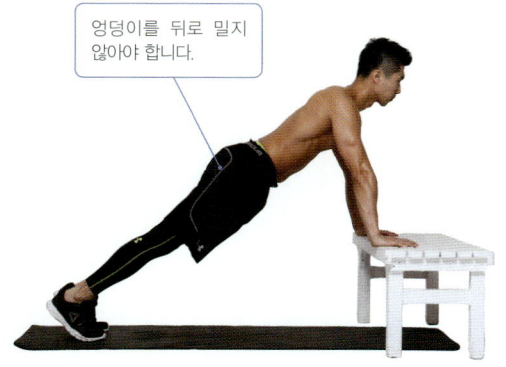

4 팔을 펴면서 처음 준비자세로 돌아옵니다.

▶▶ 덤벨컬 15개

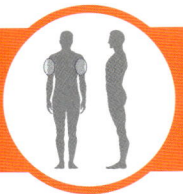

이두근에 아주 좋은 운동입니다. 일명 '알통'을 만드는 데 기본이 되는 운동으로 팔의 윤곽을 표현하는 데 특히 효과적입니다.

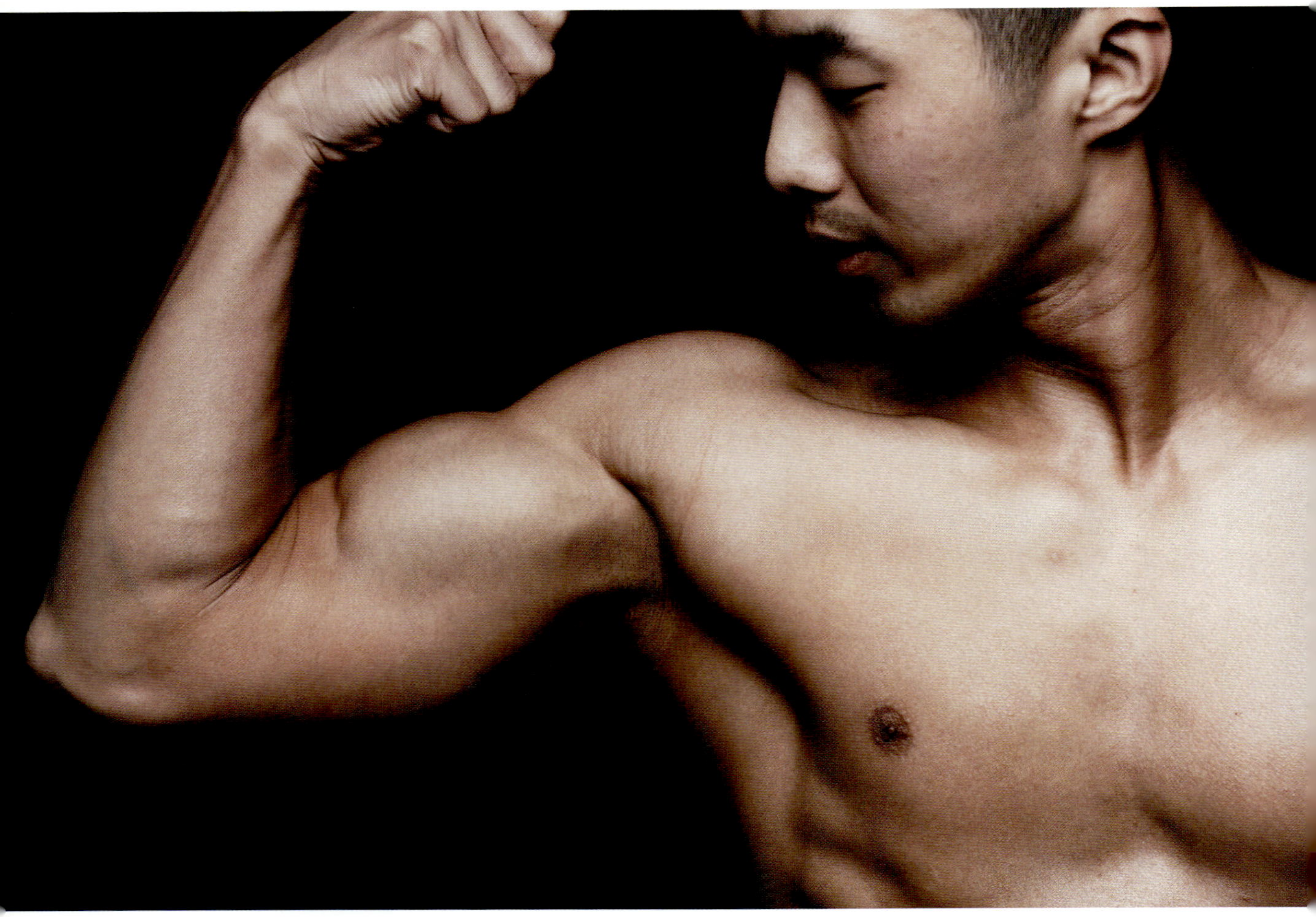

💪 포인트

1. 양손으로 덤벨을 들어 올리다가 힘이 빠질 때쯤 한 손씩 번갈아 가며 올려주면 팔의 근력을 최대한 끌어올릴 수 있습니다.

2. 덤벨을 올렸다 내리는 동작을 한 번에 연결해서 운동하면 집중력과 강도를 높일 수 있습니다.

💗 주의사항

1. 팔을 올리거나 내릴 때 팔꿈치가 고정된 상태에서 운동하는 게 효과적입니다.

2. 덤벨이 너무 무거우면 집중력도 떨어지고, 부상의 위험도 있으니 가벼운 무게로 시작하는 것이 좋습니다.

🏋 대체운동

푸시업 로우(82p)

덤벨컬 자세 동영상 보기 ▶

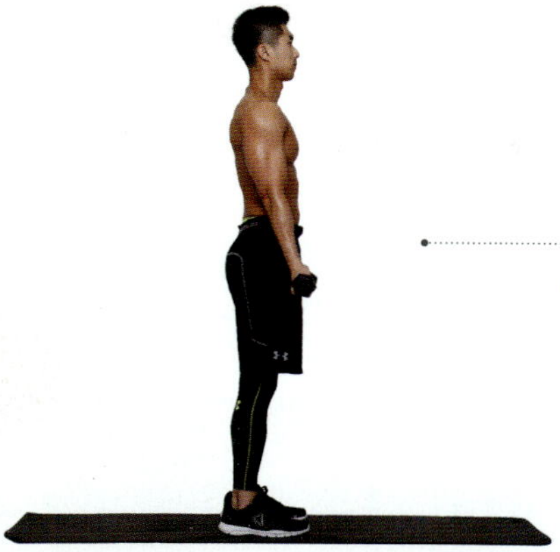

1 양손에 덤벨을 쥐고 섭니다.

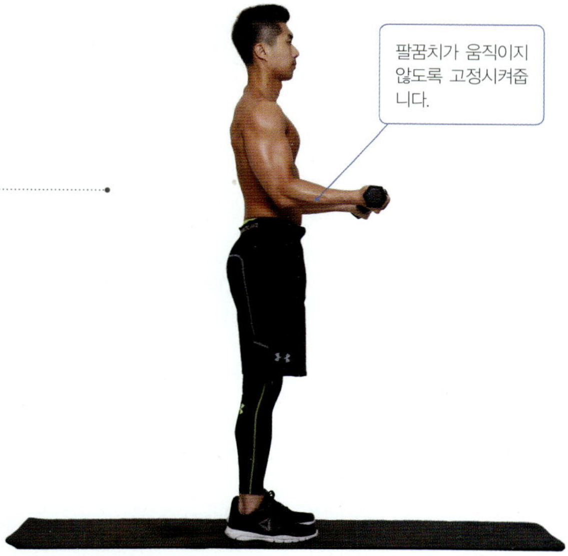

팔꿈치가 움직이지 않도록 고정시켜줍니다.

2 팔꿈치는 고정한 채 팔을 안으로 구부리며 덤벨을 들어 올립니다.

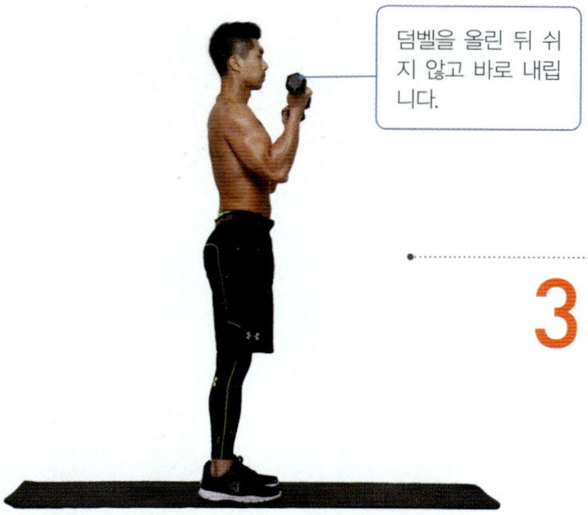

덤벨을 올린 뒤 쉬지 않고 바로 내립니다.

3 덤벨을 턱까지 올려준 뒤 천천히 내립니다.

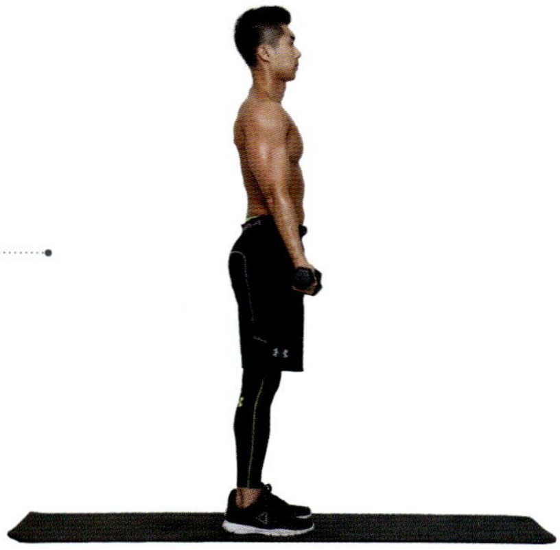

4 처음 자세로 돌아와 반복합니다.

▶▶ 플랭크 니 사이드 12개

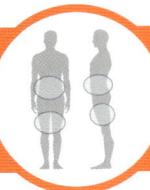

코어 중심의 근력 강화와 옆구리의 지방 분해에 도움이 되는 운동입니다. 전신에 많은 힘이 들며 하체를 끌어올려 옆구리에 자극을 주기 때문에 근력 강화와 체지방 연소에 도움이 됩니다.

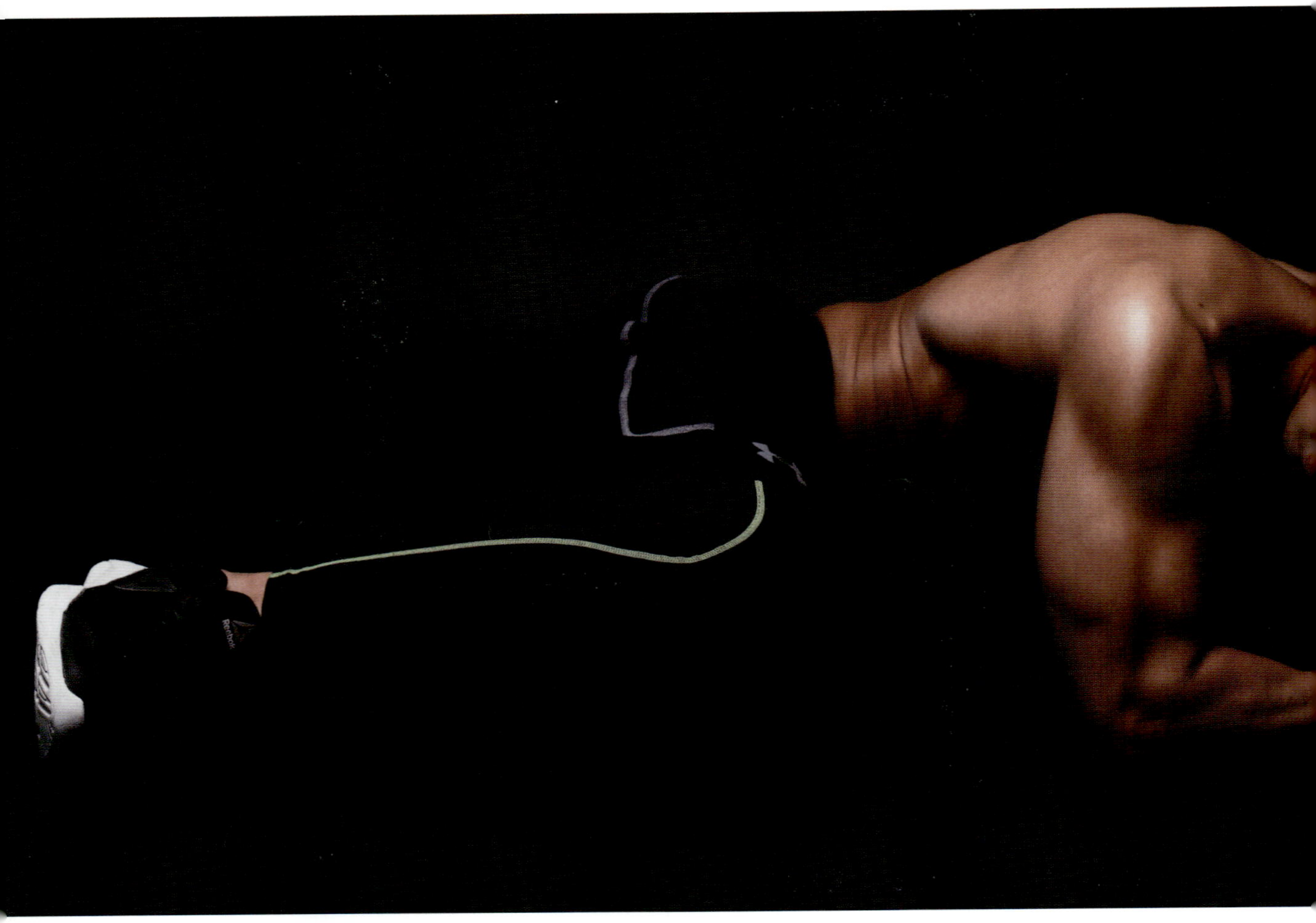

🏋 포인트
1. 무릎이 바닥에 닿지 않도록 주의하며 높이 올려줍니다.
2. 바깥쪽으로 들어 올릴 수도 있지만 약간의 변형을 주어 안쪽으로 틀어주면서 자극하는 방법도 있습니다.

❤ 대체운동
플랭크 다리교차(86p)

❤ 주의사항
1. 플랭크 자세를 취할 때 엉덩이가 너무 들리지 않도록 주의합니다.
2. 전신에 많은 힘이 들어가는 동작이기에 빠르게 하는 것보다 정확한 자세를 잡는 것이 중요합니다.

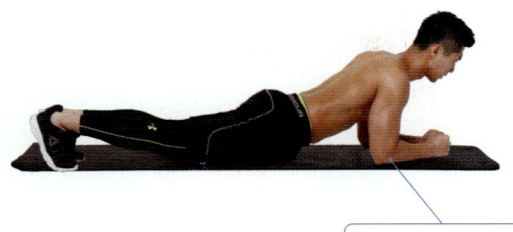

1 플랭크 준비 자세를 취합니다.

팔을 구부려 바닥에 대고
앞꿈치를 세웁니다.

2 몸을 들어 올려 버팁니다.

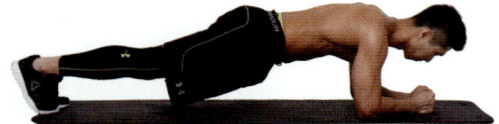

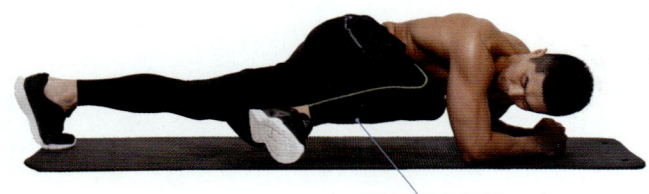

3 한쪽 무릎을 구부려 같은 쪽 팔꿈치에
가깝도록 당겨 올립니다.

당기는 순간 옆구리에
힘을 줍니다.

4 올린 다리를 원래대로 놓고, 반대쪽 무릎을
올립니다. 반복 운동합니다.

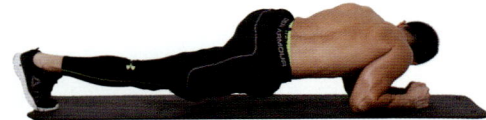

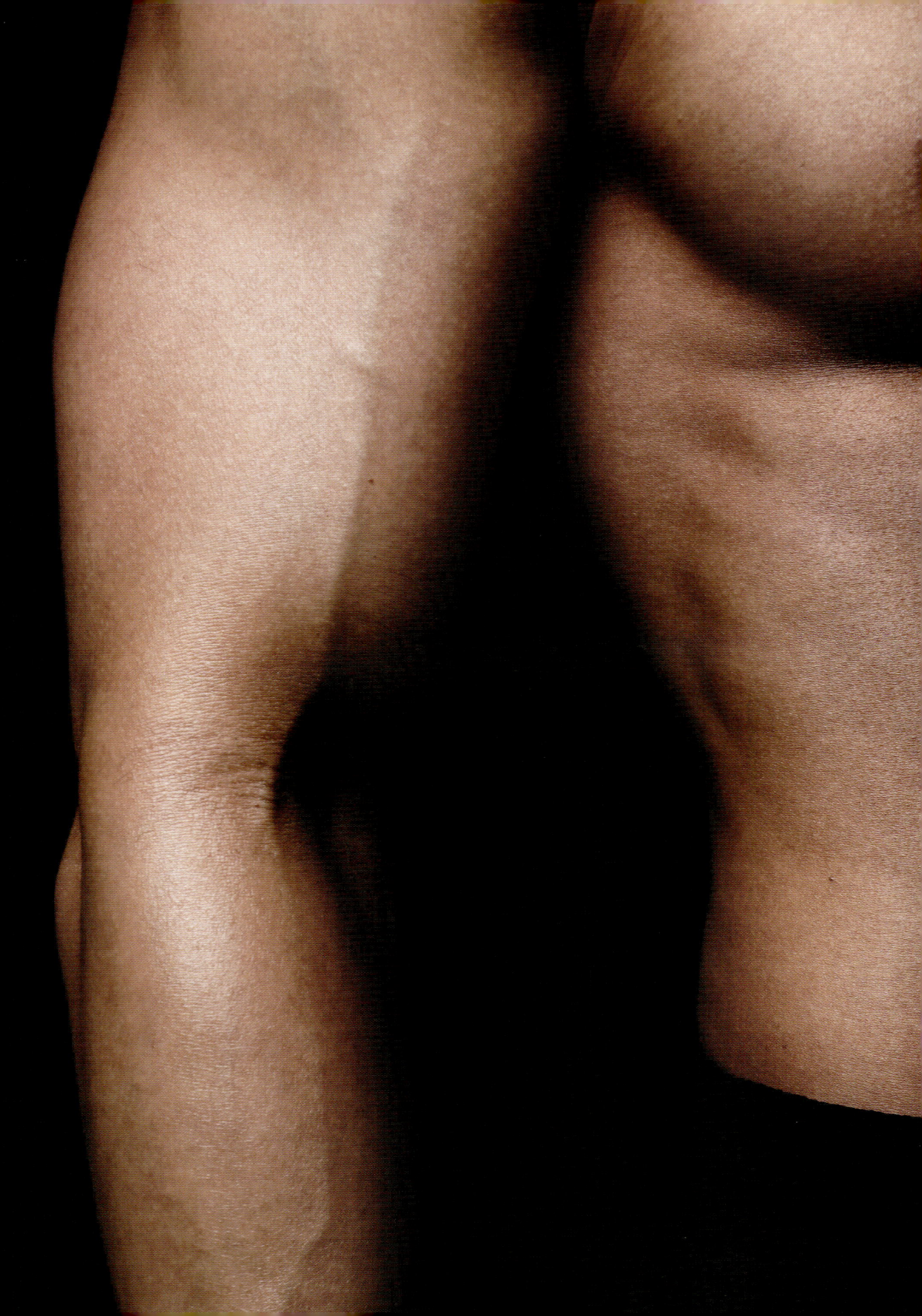

5

난생 처음 상체 홈트
4주차 프로그램

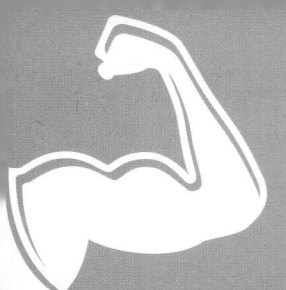

한눈에 보는 4주차 프로그램

4주차 1회		4주차 2회		4주차 3회
다리 올려 벤치 푸시업 사이드 크런치 벤트오버 레터럴 레이즈	+	브이업 스파이더 푸시업 더블 크런치	+	러시안 푸시업 아놀드 프레스 트위스트 크런치

4주차 1회

❶ 다리 올려 벤치 푸시업 ❷ 사이드 크런치 ❸ 벤트오버 레터럴 레이즈

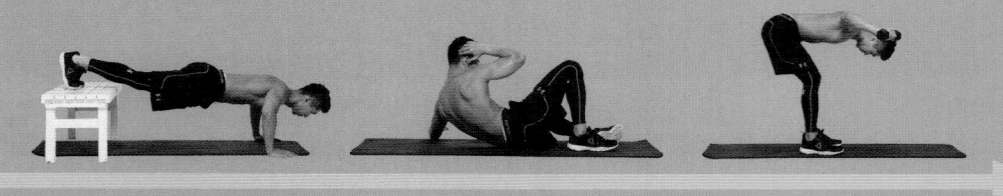

▲ 다리 올려 벤치 푸시업   ▲ 사이드 크런치   ▲ 벤트오버 레터럴 레이즈

4주차 2회
❶ 브이업 ❷ 스파이더 푸시업 ❸ 더블 크런치

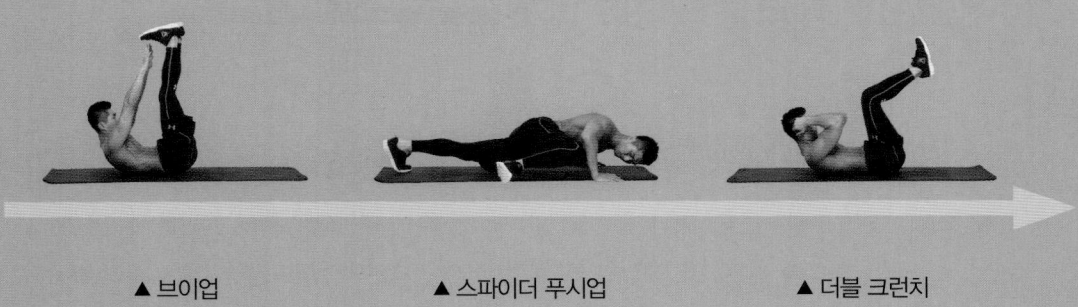

▲ 브이업   ▲ 스파이더 푸시업   ▲ 더블 크런치

4주차 3회
❶ 러시안 푸시업 ❷ 아놀드 프레스 ❸ 트위스트 크런치

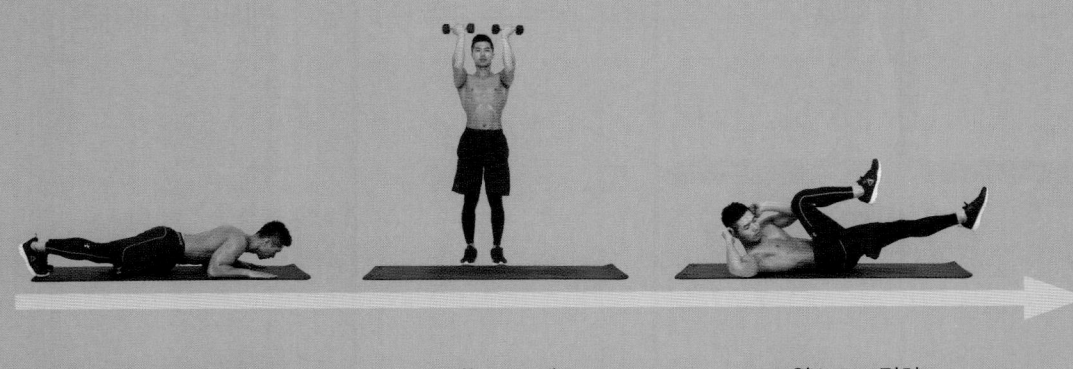

▲ 러시안 푸시업   ▲ 아놀드 프레스   ▲ 트위스트 크런치

4주차 1회

❶ 다리 올려 벤치 푸시업 12개

❷ 사이드 크런치 20개

❸ 벤트오버 레터럴 레이즈 15개

× 3세트 실시

다리 올려 벤치 푸시업은 강도 높은 푸시업 동작으로 가슴과 팔 근육을 더 발달시킬 수 있습니다. 사이드 크런치는 복부 근육, 그 중 외복사근에 자극을 주는 운동으로 복부 윤곽을 매끄럽게 만드는 데 도움이 됩니다. 벤트오버 레터럴 레이즈는 어깨 삼각근의 선명도를 높이는 데 탁월한 효과가 있는 운동입니다.

	다리 올려 벤치 푸시업	⊕	사이드 크런치	⊕	벤트오버 레터럴 레이즈
1세트	12개		20개		15개
	1분 휴식		1분 휴식		1분 휴식
2세트	12개		20개		15개
	1분 휴식		1분 휴식		1분 휴식
3세트	12개		20개		15개

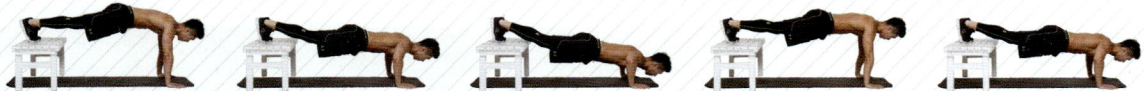

▲ 다리 올려 벤치 푸시업

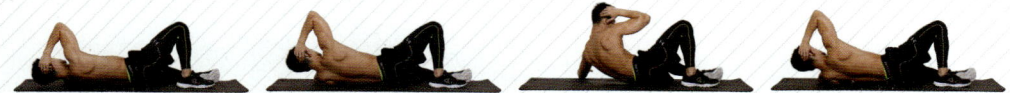

▲ 사이드 크런치

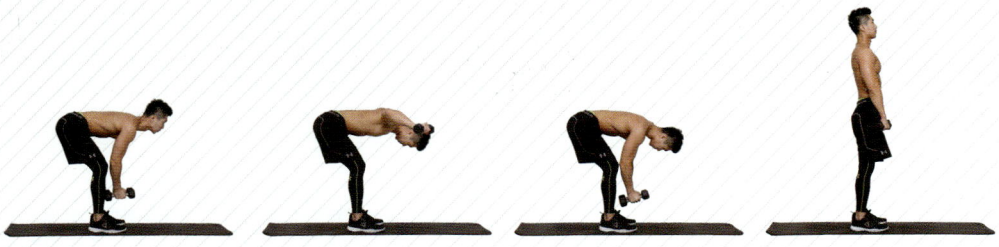

▲ 벤트오버 레터럴 레이즈

다리 올려 벤치 푸시업 12개

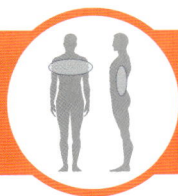

푸시업 동작의 강도를 높여 운동할 수 있는 동작입니다. 업그레이드 된 푸시업 동작으로 가슴 근육과 팔 근육의 선명도를 높여주는 대표적인 운동법입니다.

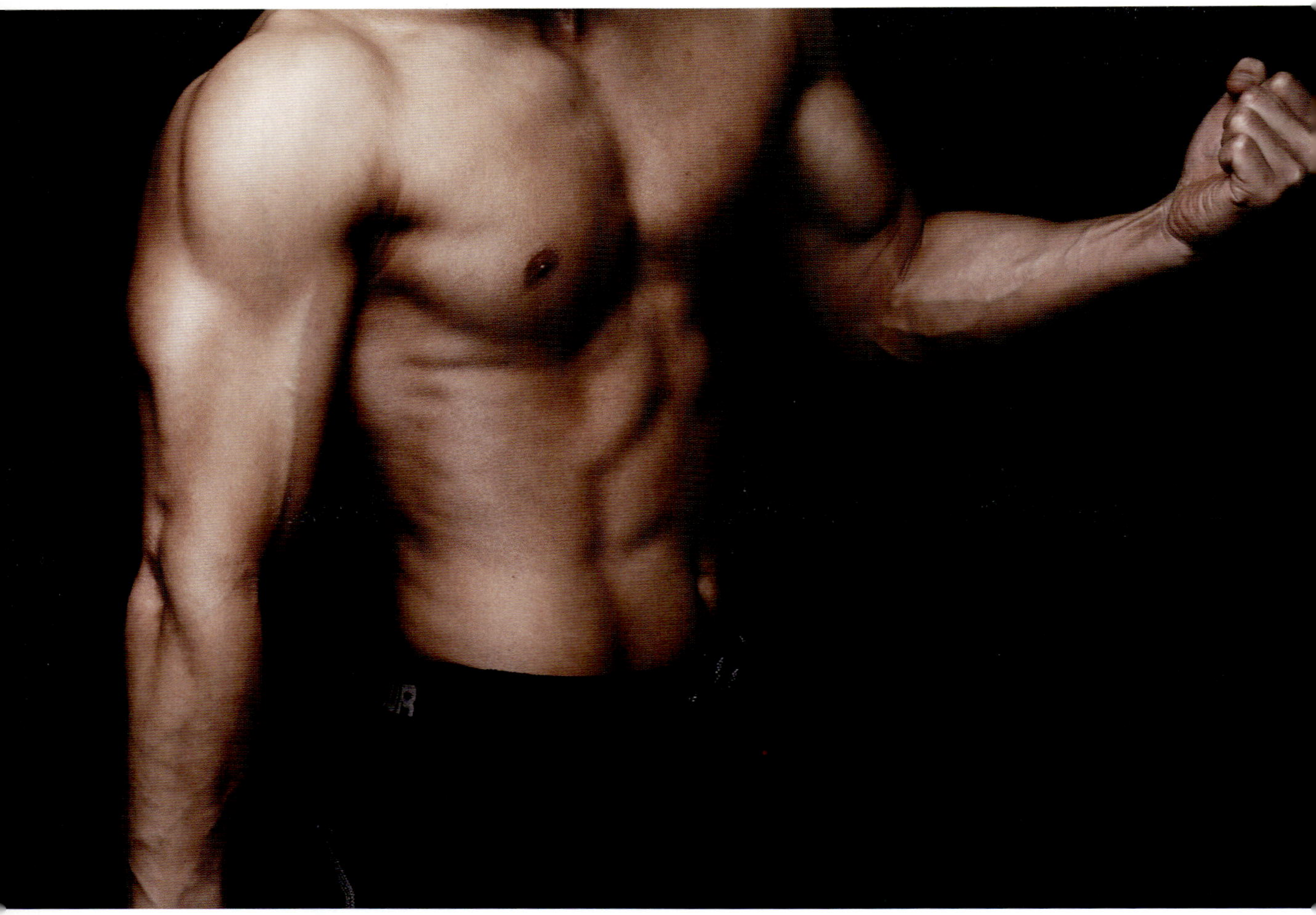

💪 포인트

1. 바닥을 아래로 누른다고 상상하며 상체를 올려주면 가슴이나 허리가 굽는 것을 방지할 수 있습니다.

2. 턱을 살짝 들어주면 가슴이 잘 펴질 수 있어 가슴에 전달되는 집중력이 높아집니다.

💙 주의사항

1. 상체가 아래로 내려갈 때 엉덩이가 과도하게 내려가면 허리에 부담을 주기 때문에 주의가 필요합니다.

2. 팔에 힘이 빠져 얼굴이 바닥에 닿지 않도록 주의합니다.

🏋 대체운동

팔 모아 푸시업(74p), 벤치 푸시업(116p)

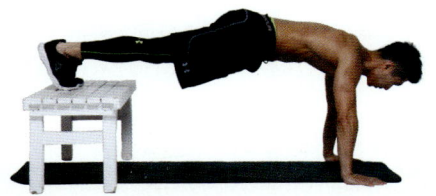

1 손을 바닥에 짚고 다리를 벤치 위에 올려 준비 자세를 취합니다.

2 턱은 가볍게 들어주고 가슴은 편 상태에서 팔을 구부리며 내려갑니다.

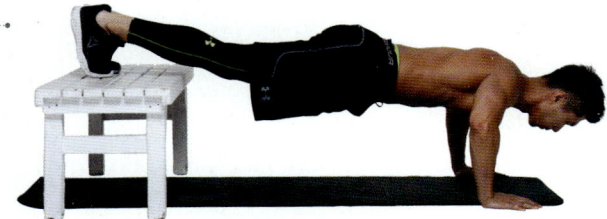

엉덩이가 과도하게 내려오지 않도록 주의합니다.

3 팔을 최대한 구부려 얼굴이 바닥에 닿기 직전까지 내려갑니다.

4 바닥을 밀어주듯 팔을 폅니다.

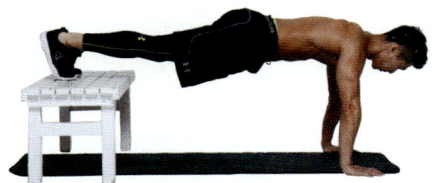

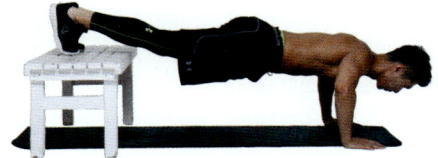

5 다시 가슴을 펴고 아래로 내려가는 동작을 반복합니다.

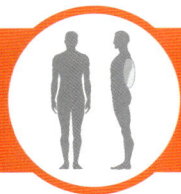

사이드 크런치 20개

복부 운동 중에서 외복사근에만 집중할 수 있는 운동입니다. 외복사근은 복부 전체의 윤곽에서 매우 중요한 근육으로, 배에 王자를 만들고 그 王자를 더욱더 돋보이게 해줍니다. 복부에 많은 힘이 들어가 강한 자극을 줄 수 있습니다.

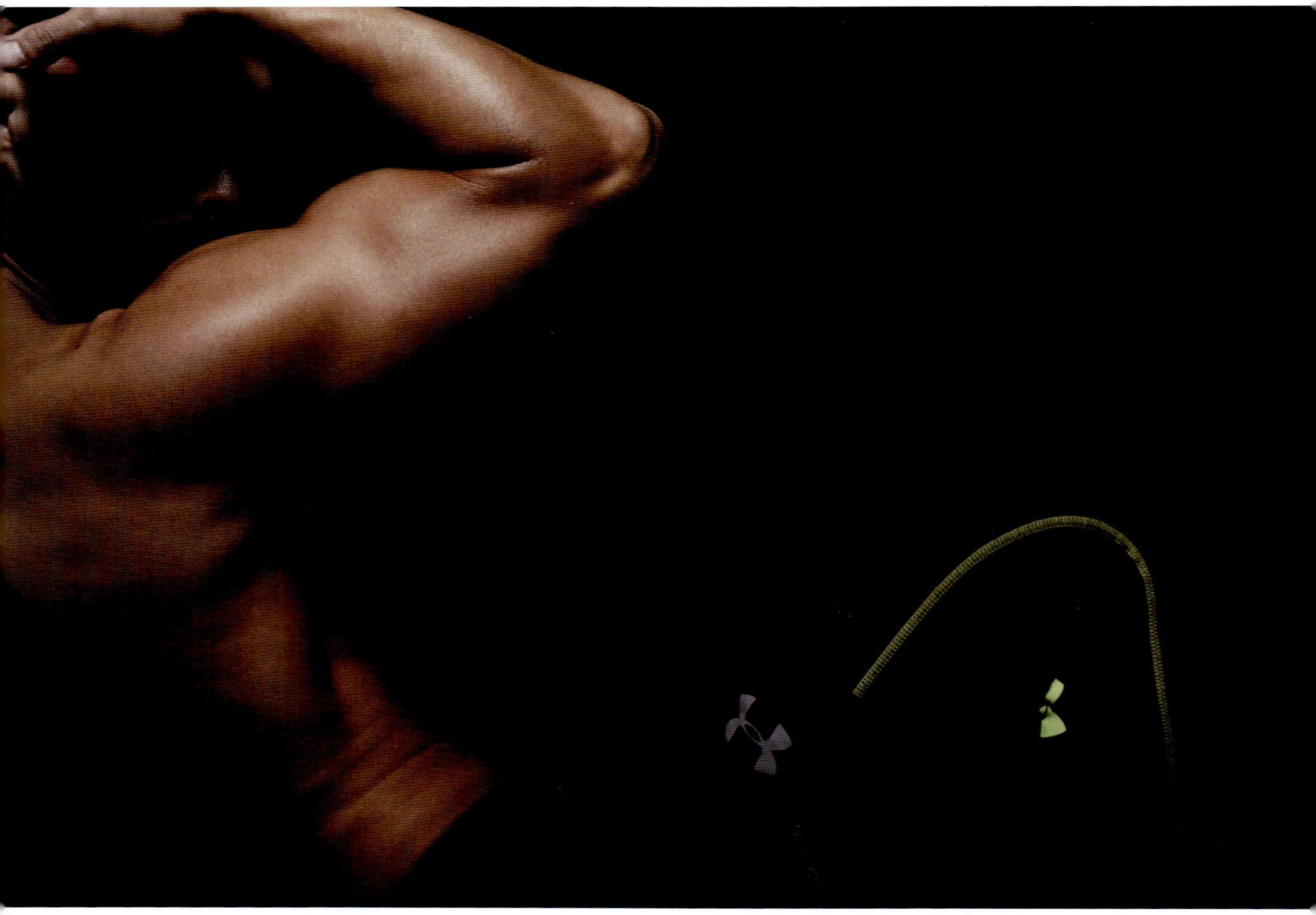

👥 포인트

1. 올라올 때 방향이 잘 잡히지 않는다면 올라가는 쪽 팔을 펴 무릎 위로 밀면서 운동합니다.

2. 빠르게 올라오는 것보다 한 개씩 천천히 집중해서 하는 것이 효과적입니다.

❤️ 주의사항

1. 운동을 하는 동안 더 올라오려는 욕심에 몸을 비틀지 말고 정확한 자세를 유지해야 합니다.

2. 고개에 무리하게 힘이 들어갈 수 있으니 운동 전에 어깨와 목의 긴장을 풀어줍니다.

🏋️ 대체운동

크로스 크런치(38p), 사이드 밴드(110p)

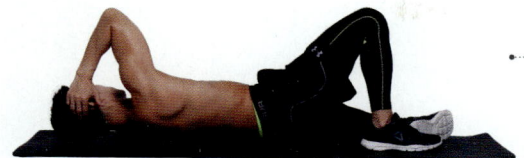

1 옆으로 눕습니다. 이때 한쪽 손은 귀 옆에 두고 같은 쪽 다리는 무릎을 굽혀 세웁니다.

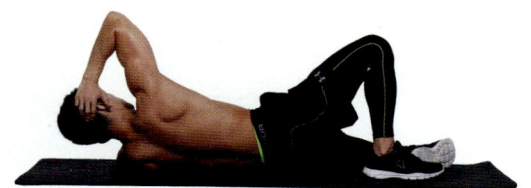

2 귀 옆에 올린 손과 무릎이 닿도록 몸을 일으켜 올라옵니다.

몸이 흔들리지 않고 정확한 자세를 유지하도록 신경씁니다.

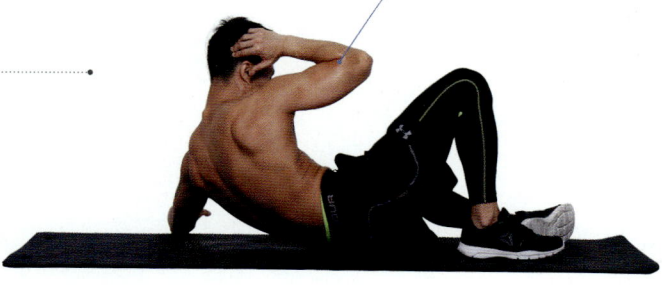

3 옆구리의 자극을 세게 느낄 수 있도록 최대한 올라옵니다.

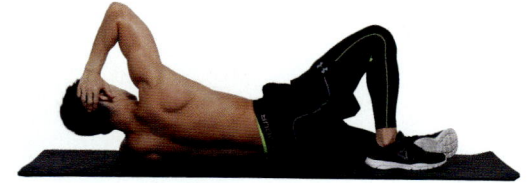

4 다시 천천히 내려가 처음으로 돌아갑니다. 그다음 반복 운동을 합니다.

▶▶▶ 벤트오버 레터럴 레이즈 15개

어깨 후면 삼각근의 선명도를 높여주는 운동입니다. 어깨가 잘 갈라져 운동을 오래 한 사람처럼 멋있는 어깨를 갖기 위한 필수 운동입니다. 팔을 들고 내릴 때 어깨 뒤쪽의 선명도를 높아지기 때문에 멋진 어깨를 만들고 싶은 사람이라면 꼭 해야 하는 운동입니다

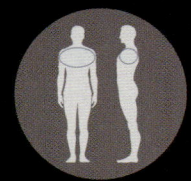

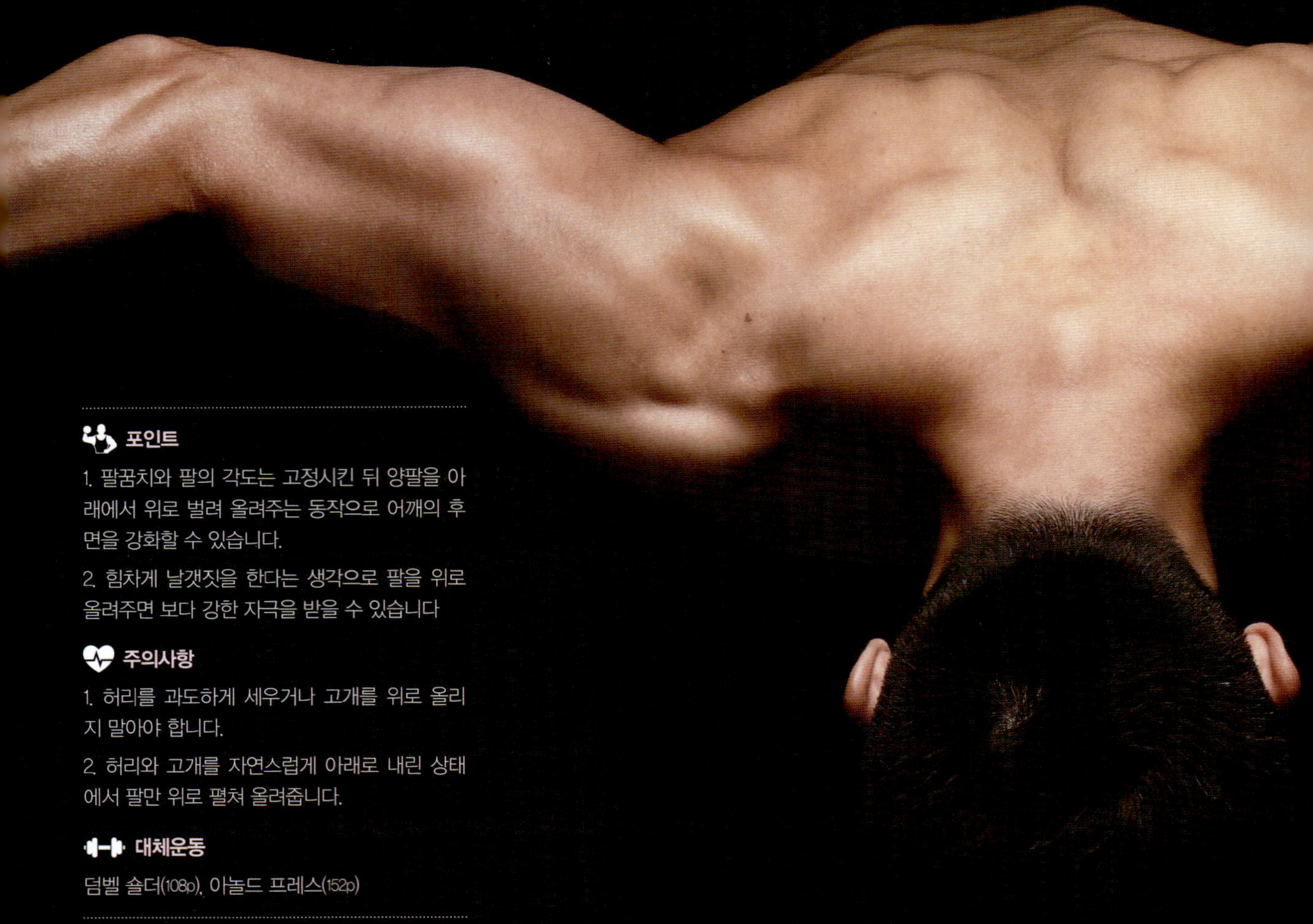

🏋 포인트

1. 팔꿈치와 팔의 각도는 고정시킨 뒤 양팔을 아래에서 위로 벌려 올려주는 동작으로 어깨의 후면을 강화할 수 있습니다.

2. 힘차게 날갯짓을 한다는 생각으로 팔을 위로 올려주면 보다 강한 자극을 받을 수 있습니다

💓 주의사항

1. 허리를 과도하게 세우거나 고개를 위로 올리지 말아야 합니다.

2. 허리와 고개를 자연스럽게 아래로 내린 상태에서 팔만 위로 펼쳐 올려줍니다.

🏋 대체운동

덤벨 숄더(108p), 아놀드 프레스(152p)

1 양발을 어깨보다 좁게 벌린 상태에서 무릎을 약간 굽힌 후 상체를 아래로 숙입니다.

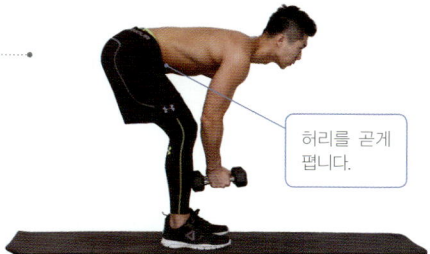

허리를 곧게 폅니다.

허리와 고개는 움직이지 말고 팔만 위로 올립니다.

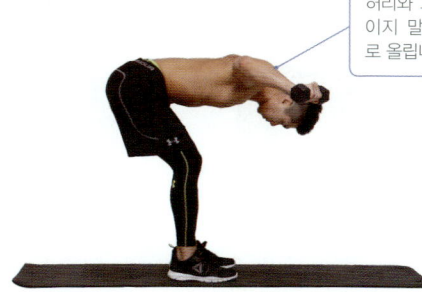

2 팔을 펼친 다음 어깨와 등 근육을 이용해 덤벨을 들어 올립니다.

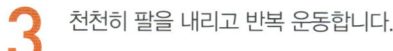

3 천천히 팔을 내리고 반복 운동합니다.

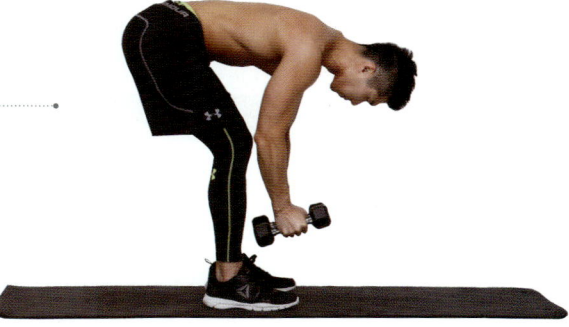

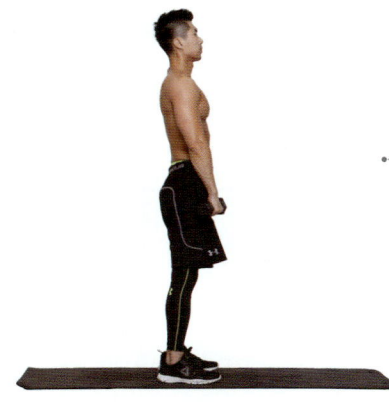

4 반복 운동 후 몸을 세워 휴식합니다.

133

벤트오버 레터럴 레이즈
잘못된 자세가 몸을 망친다!

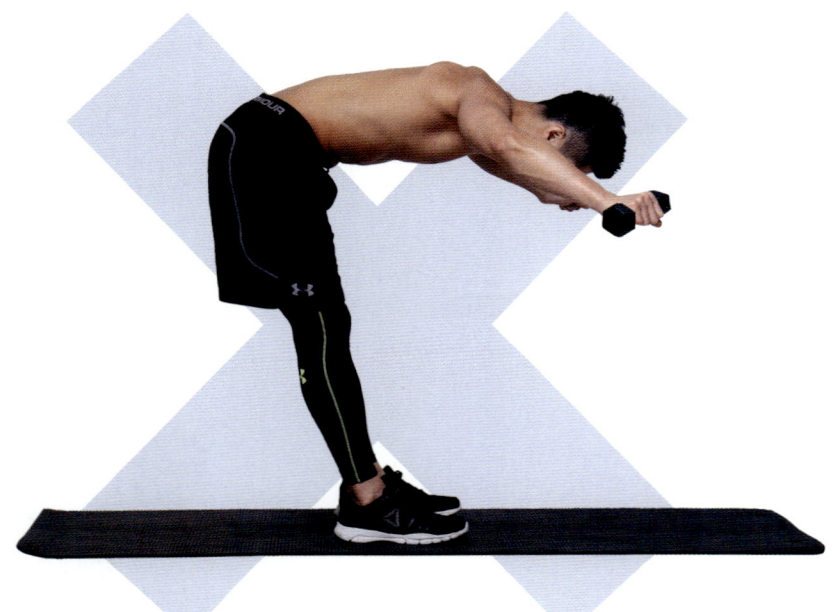

무릎을 과도하게 펴고 허리를 세워 양팔이 어깨 아래로 내려간 잘못된 자세입니다. 허리를 곧게 펴지 않을 경우, 근육이 경직되어 허리뿐만 아니라 하체에도 무리가 갈 수 있습니다.

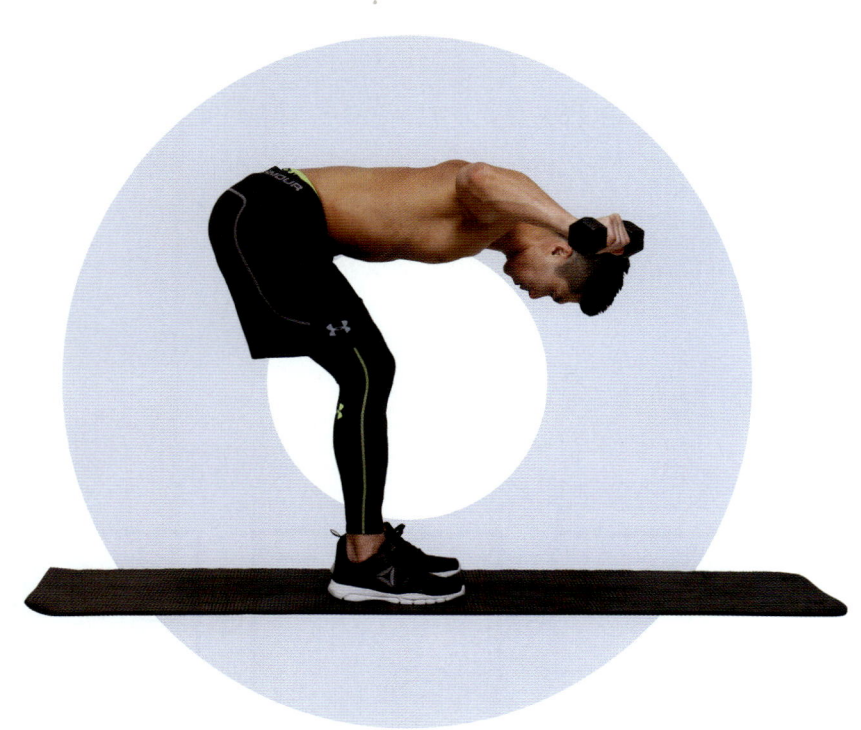

무릎을 살짝 구부리고 고개를 자연스럽게 내린 자세입니다. 이 자세를 유지한 채 양팔만 위로 펼쳐주면 허리에 무리가 가지 않고, 삼각근에 자극을 최대화 할 수 있습니다.

4주차 2회

❶ 브이업 10개

❷ 스파이더 푸시업 10개

❸ 더블 크런치 10개

× 3세트 실시

브이업은 복부의 상부와 하부를 동시에 발달시키는 운동으로 체지방 연소에 도움이 됩니다. 스파이더 푸시업은 상체 전체의 균형을 바로 잡을 수 있는 운동으로 코어 근육은 물론 허리 근육에도 도움이 됩니다. 더블 크런치는 복부 전체를 발달시킬 수 있는 운동입니다.

	브이업	⊕	스파이더 푸시업	⊕	더블 크런치
1세트	10개		10개		10개
	1분 휴식		1분 휴식		1분 휴식
2세트	10개		10개		10개
	1분 휴식		1분 휴식		1분 휴식
3세트	10개		10개		10개

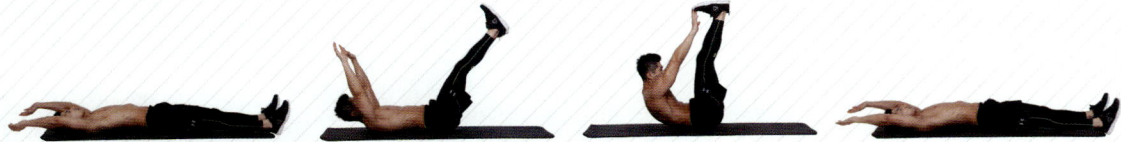

▲ 브이업

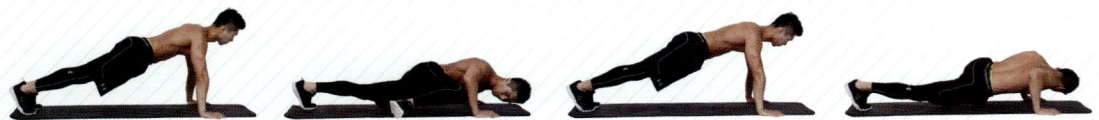

▲ 스파이더 푸시업

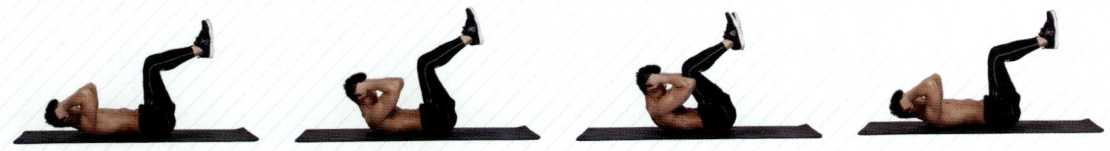

▲ 더블 크런치

브이업 10개

복부 운동 중 상부와 하부를 동시에 발달시킬 수 있는 운동입니다. 운동하는 동안 전신에 힘이 들어가기 때문에 체지방 연소에도 도움이 됩니다. 몸을 편 상태로 누워서 한 번에 팔다리를 위로 들어 올려주는 강도 높은 운동으로, 복부에 많은 자극을 줄 수 있습니다.

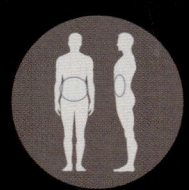

포인트

1. 올라왔다 다시 내려가는 동작에서 속도를 천천히 하면 자극을 강하게 느낄 수 있습니다.

2. 손과 발이 바닥에 닿기 전에 다시 올려주면 복부에 전달되는 자극의 강도가 높아집니다.

주의사항

1. 팔과 다리가 중간 지점에서 만날 수 있도록 중심을 잘 잡아야 합니다.

2. 허리가 약한 사람은 무릎을 약간 구부린 상태로 운동하면 좋습니다.

대체운동

리버스 크런치(102p), 더블 크런치(144p)

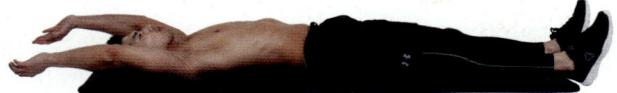

1 바닥에 누워 양팔을 만세 자세로 뻗습니다.

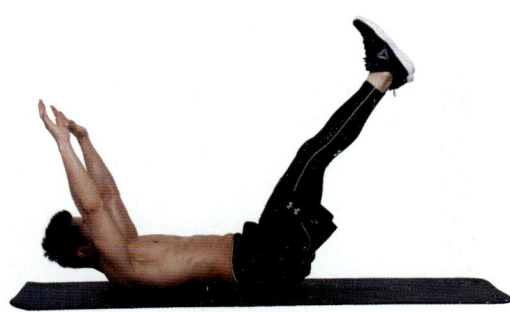

2 팔과 다리를 동시에 들어 올립니다.

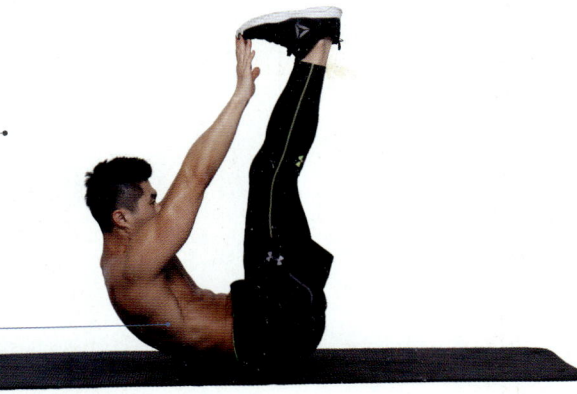

3 몸의 중앙 지점에서 팔과 다리가 닿을 때까지 최대한 올립니다.

몸이 움직이지 않도록 중심을 잡습니다.

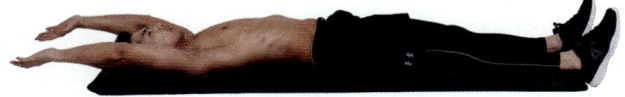

4 처음 자세로 천천히 돌아옵니다.

▸▸ 스파이더 푸시업 10개

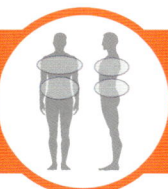

가슴 근육과 코어 근육은 물론 옆구리까지 한 번에 집중할 수 있는 운동입니다. 푸시업에 비해 강도가 세기 때문에 운동 집중력이 높으며, 근육 운동과 체지방 연소에 매우 효과적입니다.

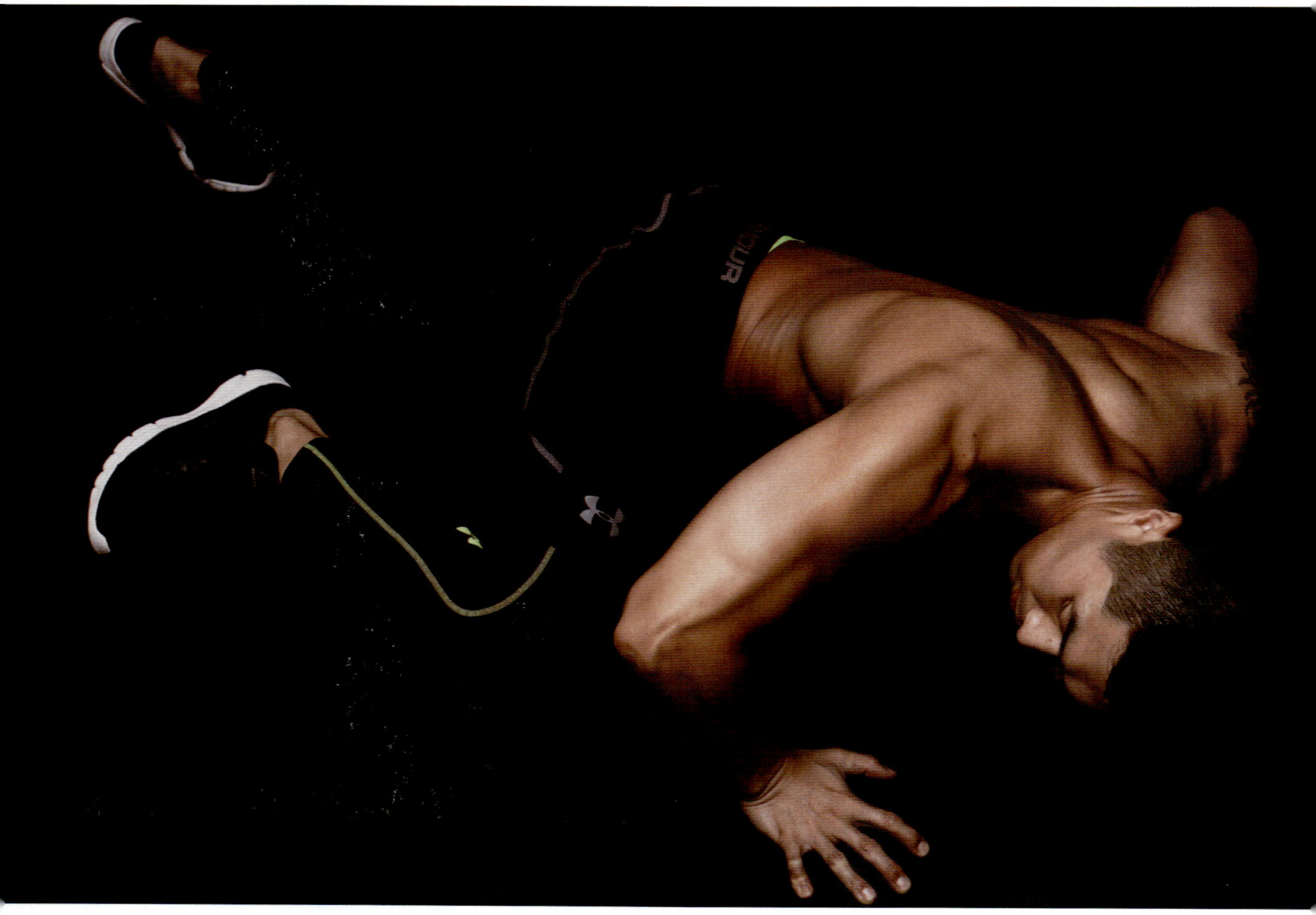

포인트

1. 연달아 이어지는 동작으로 중심이 흐트러지지 않도록 한 동작씩 정확한 자세로 운동합니다.
2. 다리를 팔꿈치까지 들어 올려야 옆구리를 충분히 자극할 수 있습니다.

주의사항

1. 팔을 구부려 내려갈 때 엉덩이가 위로 들리지 않도록 조심합니다.
2. 팔을 뒤로 밀어 중심이 뒤로 가지 않도록 주의합니다.

대체운동

플랭크 니 사이드(120p), 다리 올려 벤치 푸시업(128p)

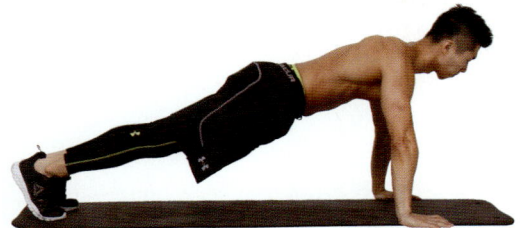

1 팔을 어깨너비로 벌리고 푸시업 자세를 취합니다.

엉덩이를 위로 들지 않아야 합니다.

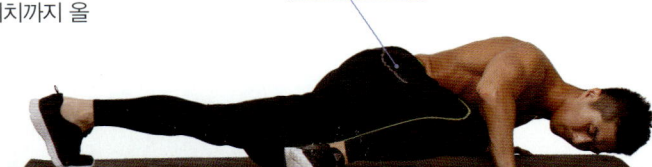

2 한쪽 팔을 구부려 아래로 내려갑니다. 이때 무릎을 구부려 같은 쪽 팔꿈치 위치까지 올려줍니다.

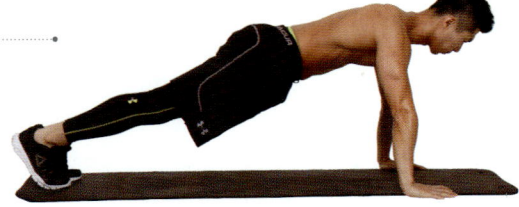

3 팔을 펴주며 다리도 원래대로 돌아갑니다.

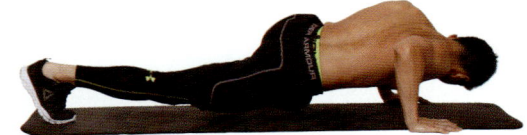

4 반대쪽 팔을 구부려 다시 아래로 내려오며 같은 쪽 다리를 팔꿈치까지 들어 올립니다.

스파이더 푸시업

잘못된 자세가 몸을 망친다!

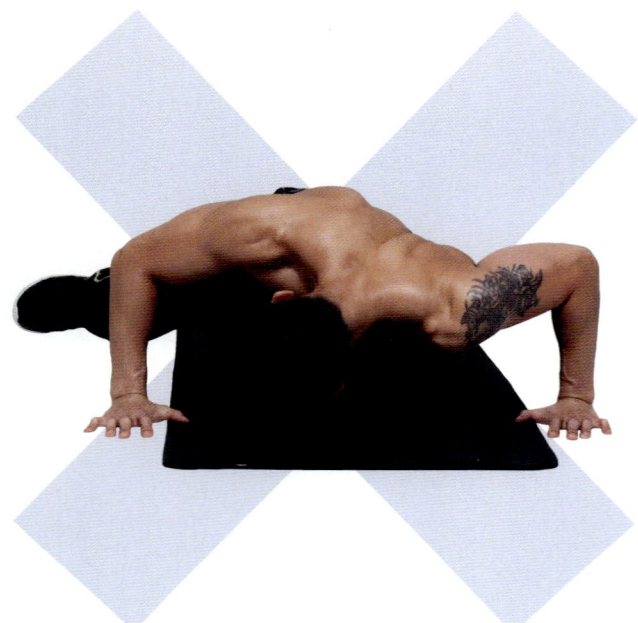

고개는 깊게 숙이고 다리는 바닥에 닿은 잘못된 자세입니다. 이런 자세를 취할 경우 가슴과 옆구리에 와야 할 자극이 분산되어 운동 집중력이 떨어지게 됩니다. 또한 목에 무리가 가서 통증이 생길 수 있습니다.

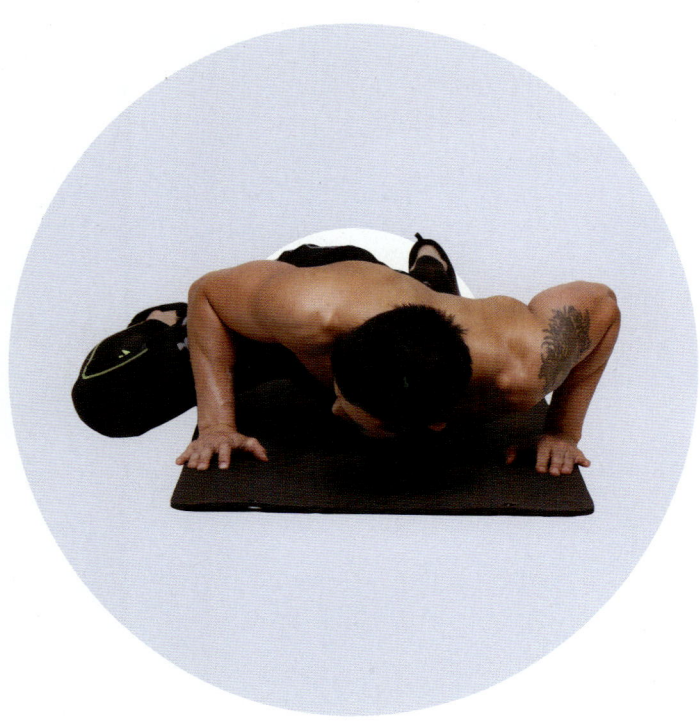

가슴을 펴고 다리를 팔꿈치에 가깝게 최대한 올려준 자세입니다. 이 자세를 유지하면 옆구리의 자극을 최대화할 수 있으며, 가슴과 코어 근육의 발달은 물론 체지방 연소에도 도움이 됩니다.

더블 크런치 10개

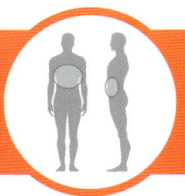

브이업과 마찬가지로 상부와 하부 복근을 동시에 발달시킬 수 있는 운동입니다. 팔과 다리를 일자로 펴지 않기 때문에 자세와 균형을 잡기에는 좀더 수월합니다.

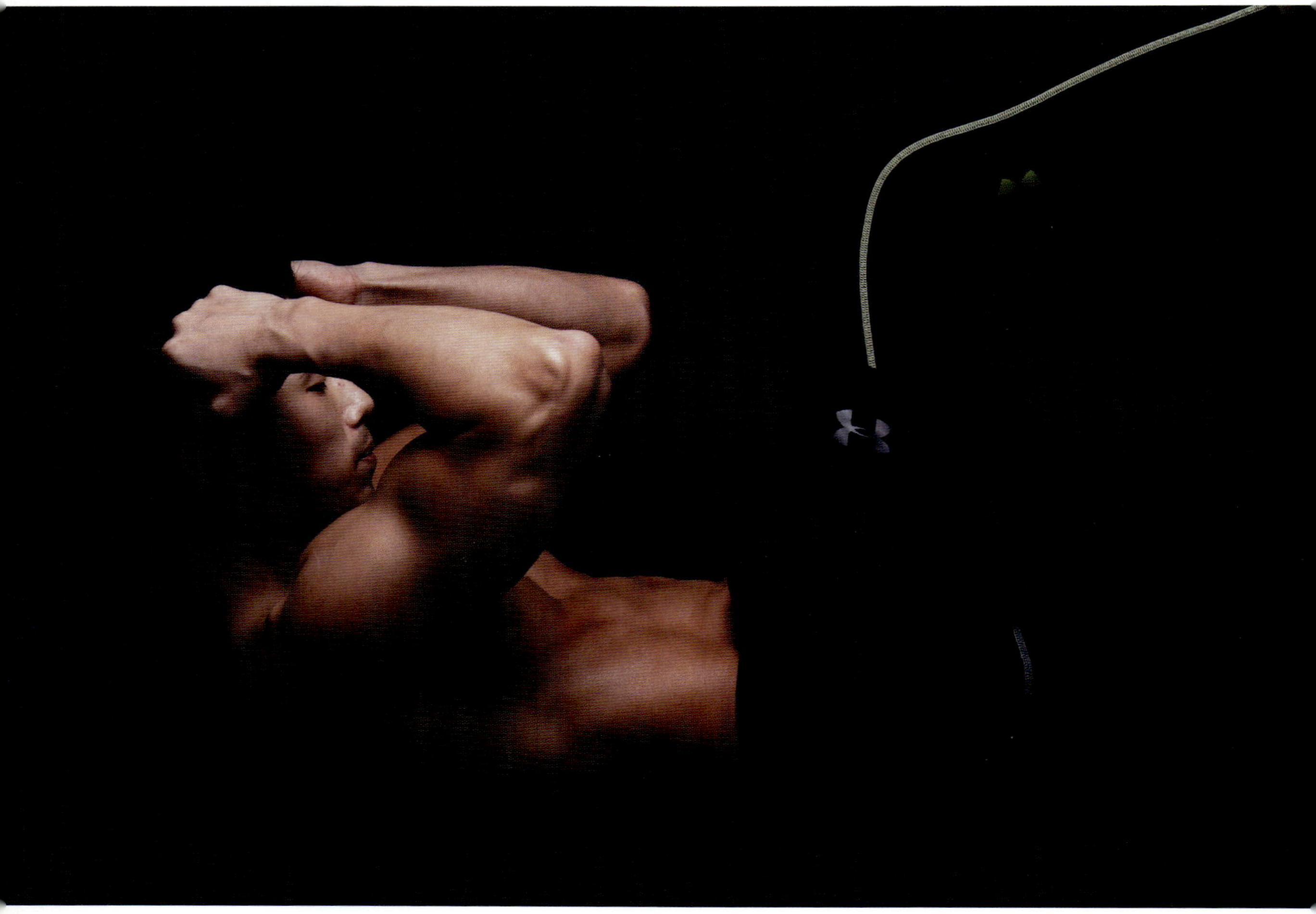

포인트

1. 다리를 90도로 만들어 상체를 올리는 동작에서 3~5초 정도 정지하면 근육을 강하게 자극할 수 있습니다.
2. 상체를 올려 정지하는 동안 '배'라는 단어를 생각하면 집중력을 높일 수 있습니다.

주의사항

1. 상체가 내려갈 때 발을 너무 많이 내려 허리가 들리면 허리에 무리가 가기 때문에 주의해야 합니다.
2. 빠르게 동작을 하는 것보다 한 동작씩 집중해 운동하는 것이 효과적입니다.

대체운동

리버스 크런치(102p), 브이업(138p)

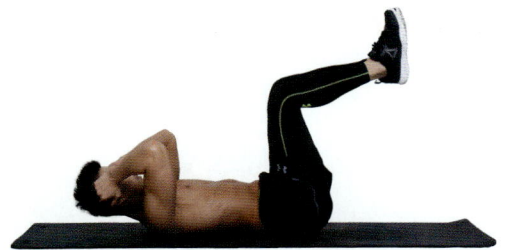

1 누운 상태로 다리가 90도가 되도록 들어줍니다. 팔은 귀 옆에 가볍게 갖다 댑니다.

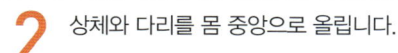

2 상체와 다리를 몸 중앙으로 올립니다.

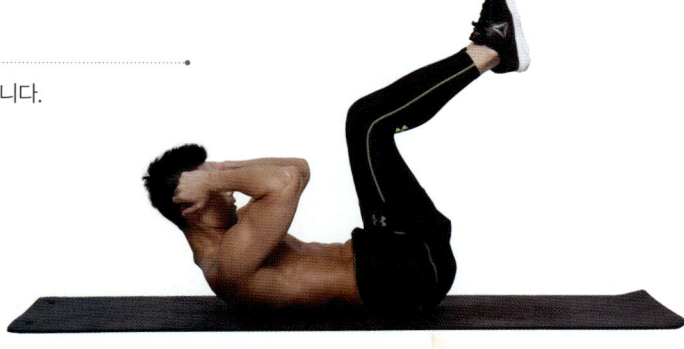

3 팔꿈치와 무릎이 최대한 가깝게 닿도록 올려 모읍니다.

발을 너무 많이 내리지 않습니다.

4 처음 자세로 천천히 돌아간 후 반복 운동합니다.

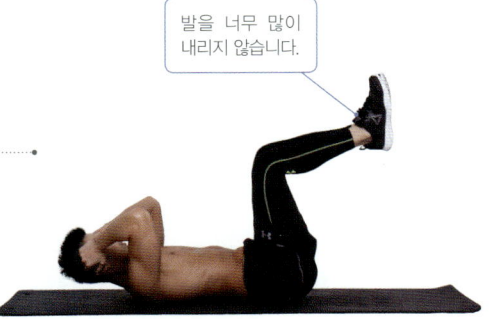

4주차 3회

❶ 러시안 푸시업 5개

❷ 아놀드 프레스 15개　　　　× 3세트 실시

❸ 트위스트 크런치 20개(좌10/우10)

러시안 푸시업은 기본 푸시업보다 강도가 높은 운동으로 삼두근을 강하게 자극할 수 있습니다. 아놀드 프레스는 어깨 전면과 측면을 모두 발달시킬 수 있어 어깨 근육을 선명하게 만들어 줍니다. 트위스트 크런치는 복근과 함께 옆구리 체지방 분해에 탁월한 효과를 주는 운동입니다.

	러시안 푸시업	⊕	아놀드 프레스	⊕	트위스트 크런치
1세트	5개		15개		20개(좌10/우10)
	1분 휴식		1분 휴식		1분 휴식
2세트	5개		15개		20개(좌10/우10)
	1분 휴식		1분 휴식		1분 휴식
3세트	5개		15개		20개(좌10/우10)

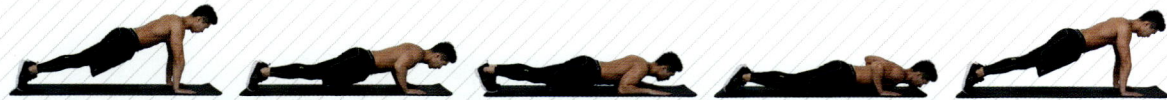

▲ 러시안 푸시업

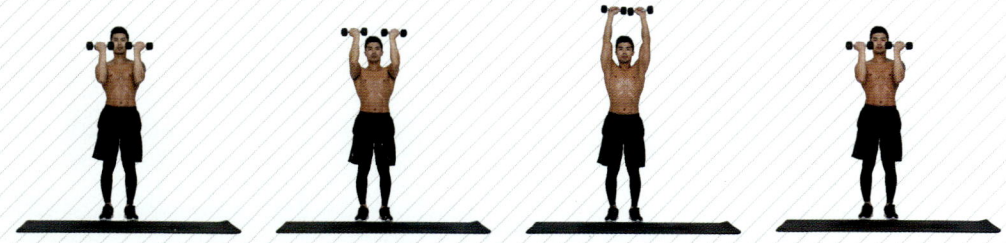

▲ 아놀드 프레스

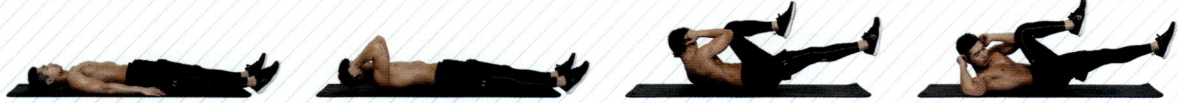

▲ 트위스트 크런치

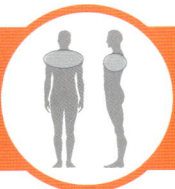

▶▶ 러시안 푸시업 5개

푸시업 운동 중 삼두근을 강하게 자극할 수 있는 운동입니다. 고강도 운동에 속하며 일반적인 푸시업을 원활하게 하는 사람도 힘들다고 생각할 만큼 강도가 센 운동입니다.

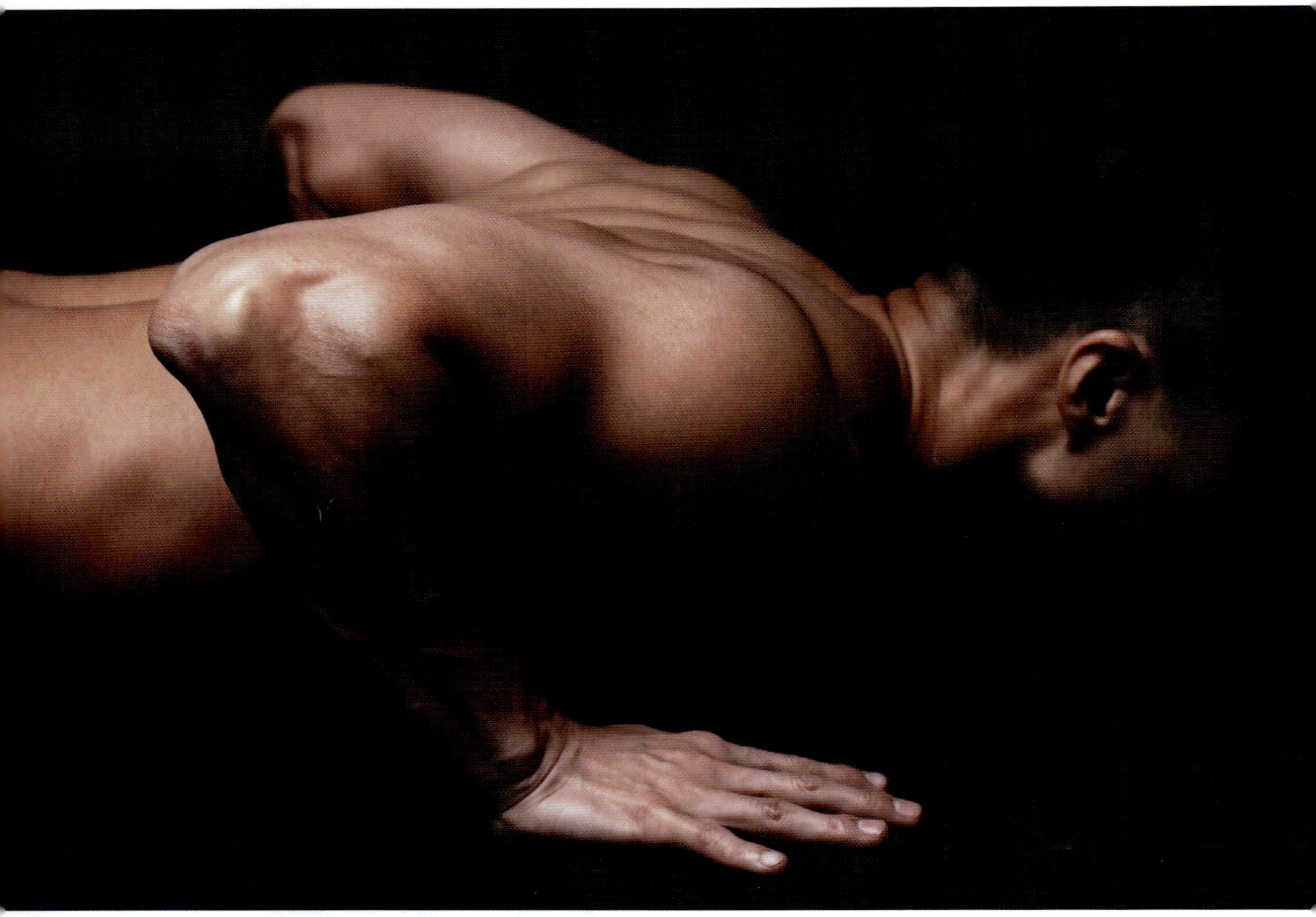

💪 포인트

1. 팔의 폭에 따라 부위별 강도가 결정되는데 팔을 좁게 할수록 삼두에 더 집중되고, 팔을 벌릴수록 가슴과 어깨에 자극이 갑니다.

2. 팔꿈치를 바닥에 대고 다시 앞쪽으로 밀어주는 동작에서 앞꿈치를 앞으로 밀어주면 보다 수월합니다.

💗 주의사항

1. 전체적으로 몸에 많은 힘이 들어가기 때문에 몸이 앞뒤로 움직일 때 손목에 무리가 가지 않게 주의합니다.

2. 강도가 매우 높은 운동으로 무게 중심을 적절히 배분해 운동해야 합니다.

◄█► 대체운동

팔 모아 푸시업(74p), 힌두 푸시업(96p)

1 푸시업 자세를 만듭니다.

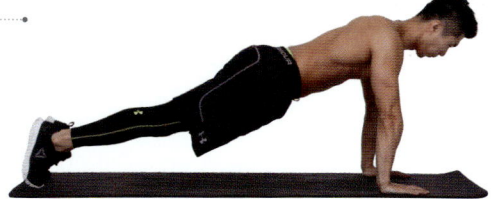

2 팔을 구부려 몸을 아래로 내립니다.

3 팔꿈치를 바닥에 대며 상체를 뒤로 밉니다.

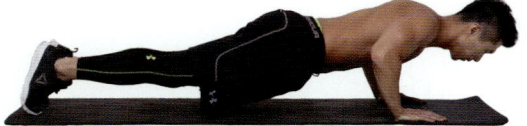

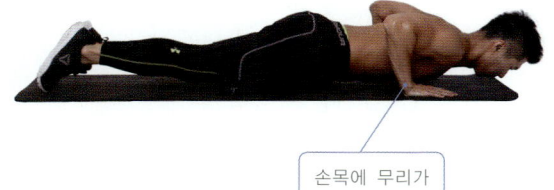

손목에 무리가 가지 않게 주의 합니다.

4 팔의 힘을 써서 상체를 다시 앞으로 이동한 후 팔꿈치는 떼고 손바닥만 바닥에 댑니다.

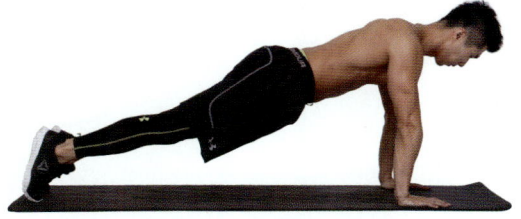

5 팔을 펴서 푸시업 자세를 만듭니다.

러시안 푸시업

잘못된 자세가 몸을 망친다!

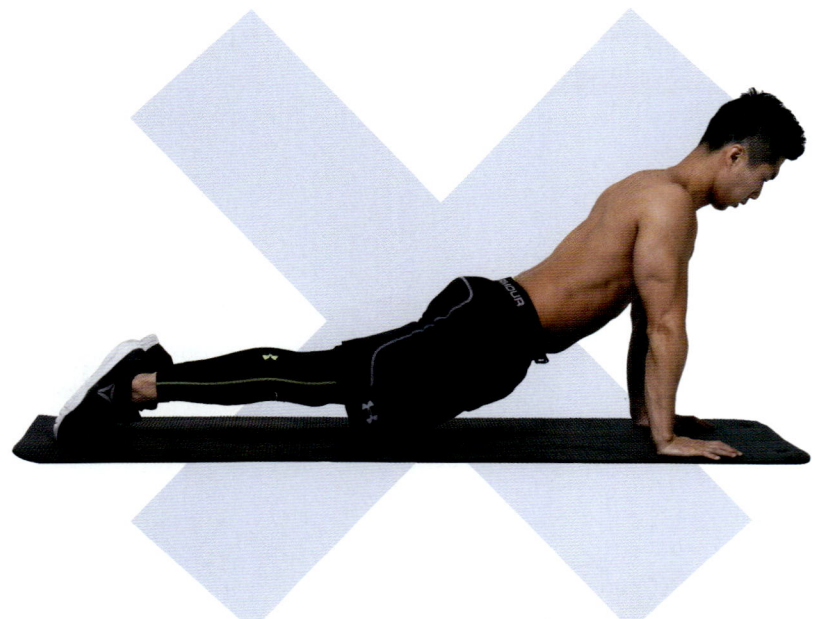

몸을 아래에서 올려줄 때 팔만 펴고 엉덩이와 하체를 올리지 않은 자세입니다. 허리 근육이 경직되어 허리 통증을 유발할 수 있습니다. 또한 삼두근에 집중되어야 할 힘이 분산되어 제대로 된 운동 효과를 보기 힘듭니다.

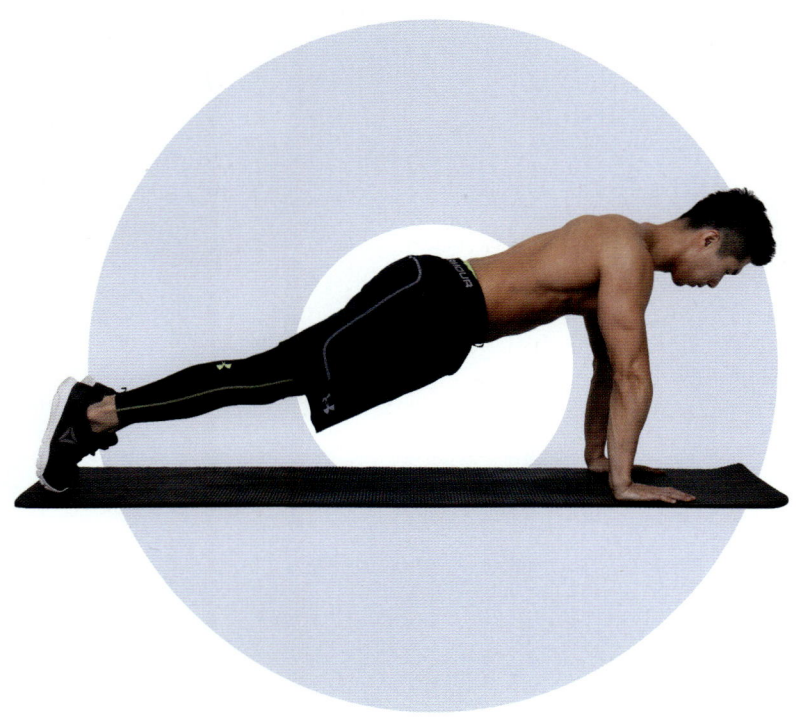

가슴을 펴고 상·하체 전체를 바로 올려준 자세입니다. 무게 중심을 적절히 배분할 수 있어 삼두·가슴·어깨에 자극을 줄 수 있습니다. 팔의 폭에 따라 운동 강도가 결정되므로 자세를 유지한 채 팔의 폭을 바꾸어도 좋습니다.

▶▶ 아놀드 프레스 **15개**

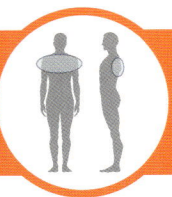

영화배우 아널드 슈워제네거가 보디빌딩 선수였을 때 했던 운동으로 그의 이름을 따서 아놀드 프레스라고 부릅니다. 어깨 전면과 측면을 고루 발달시킬 수 있는 운동으로 덤벨의 무게를 이용하면 어깨 근육의 선명도를 잘 살릴 수 있습니다.

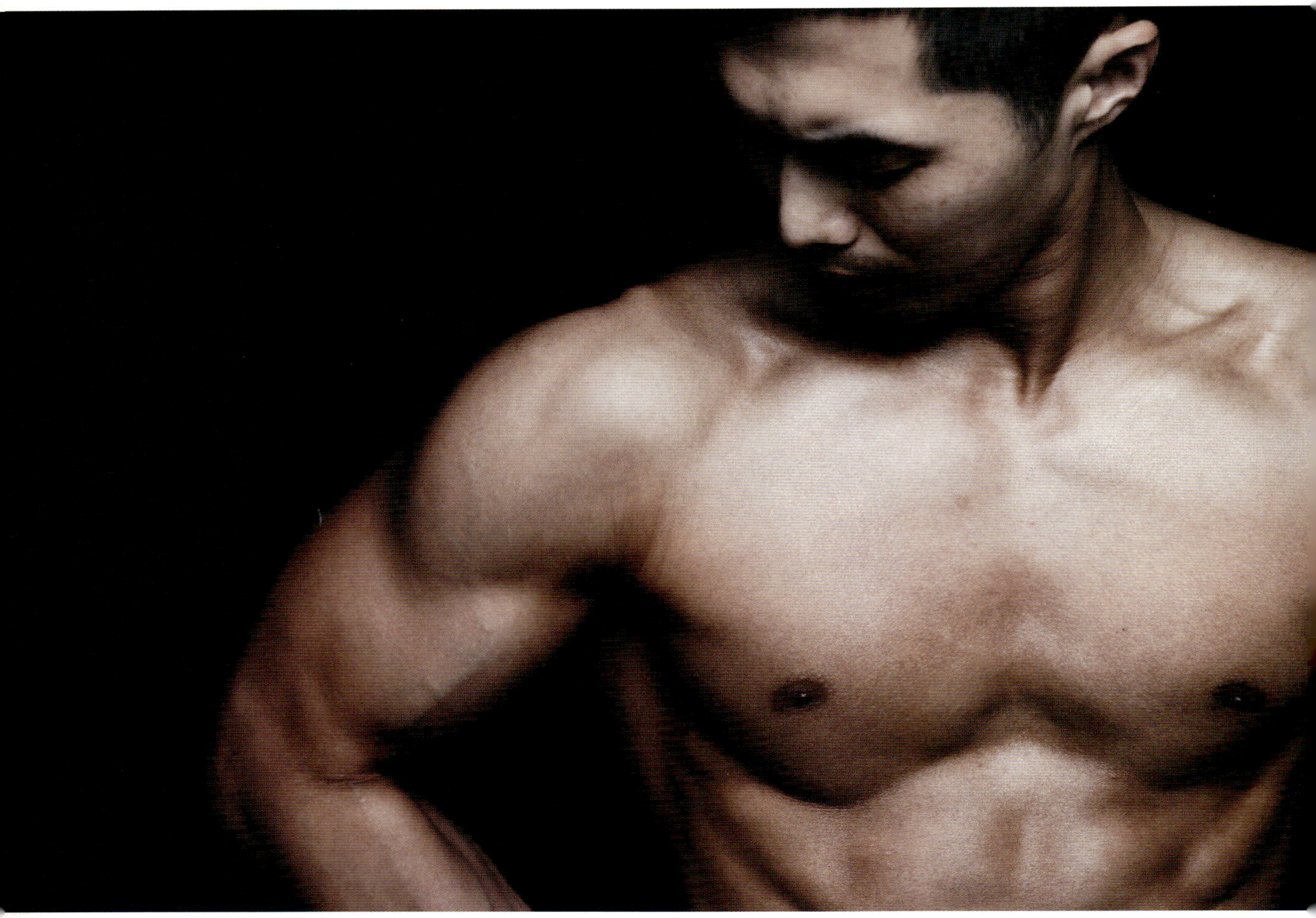

👥 포인트

1. 손등이 앞쪽을 향해 있을 때나 팔을 내릴 때 팔꿈치가 가슴에 닿지 않아야 합니다.

2. 팔을 머리 위로 밀어 올릴 때는 끝까지 밀어줘야 바른 자세를 취할 수 있습니다.

💓 주의사항

1. 머리 위로 들어 올리는 과정에서 양팔이 너무 많이 벌어지지 않도록 주의합니다.

2. 덤벨이 턱 밑으로 내려오지 않아야 어깨 근육에 긴장을 더할 수 있습니다.

🏋 대체운동

파이크 푸시업(50p), 덤벨 숄더(108p)

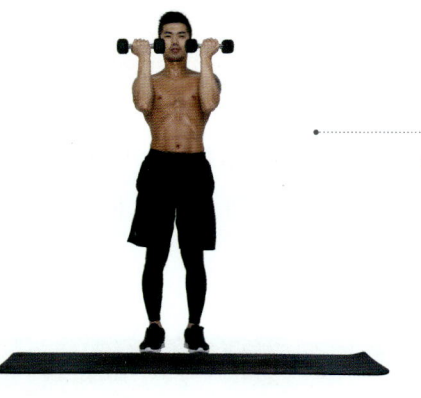

1 손등이 앞을 향하도록 덤벨을 잡고
팔을 구부려 자세를 취합니다.

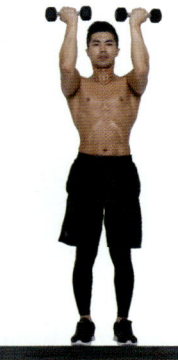

2 팔의 각도를 유지한 채 덤벨을 천천히
머리 위로 올립니다.

양팔이 과도하게
벌어지지 않도록
주의합니다.

3 팔을 쭉 뻗어 덤벨이 끝까지 올라갔을
때 팔을 돌려 손바닥이 앞으로 보이도록
합니다.

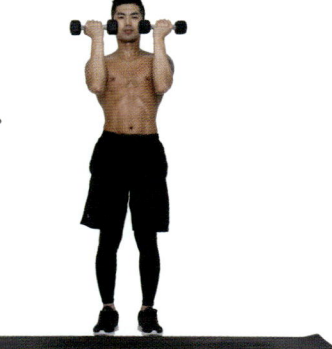

4 다시 손등이 앞을 향하도록 팔을 돌려
처음 자세로 돌아갑니다.

153

트위스트 크런치

20개(좌10/우10)

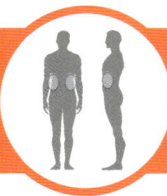

외복사근을 키우고 옆구리 군살을 제거하는 데 효과가 있는 운동입니다. 하체를 고정한 상태로 상체를 올려 좌우로 틀어주면 옆구리를 강하게 자극해 체지방 분해에도 도움이 됩니다.

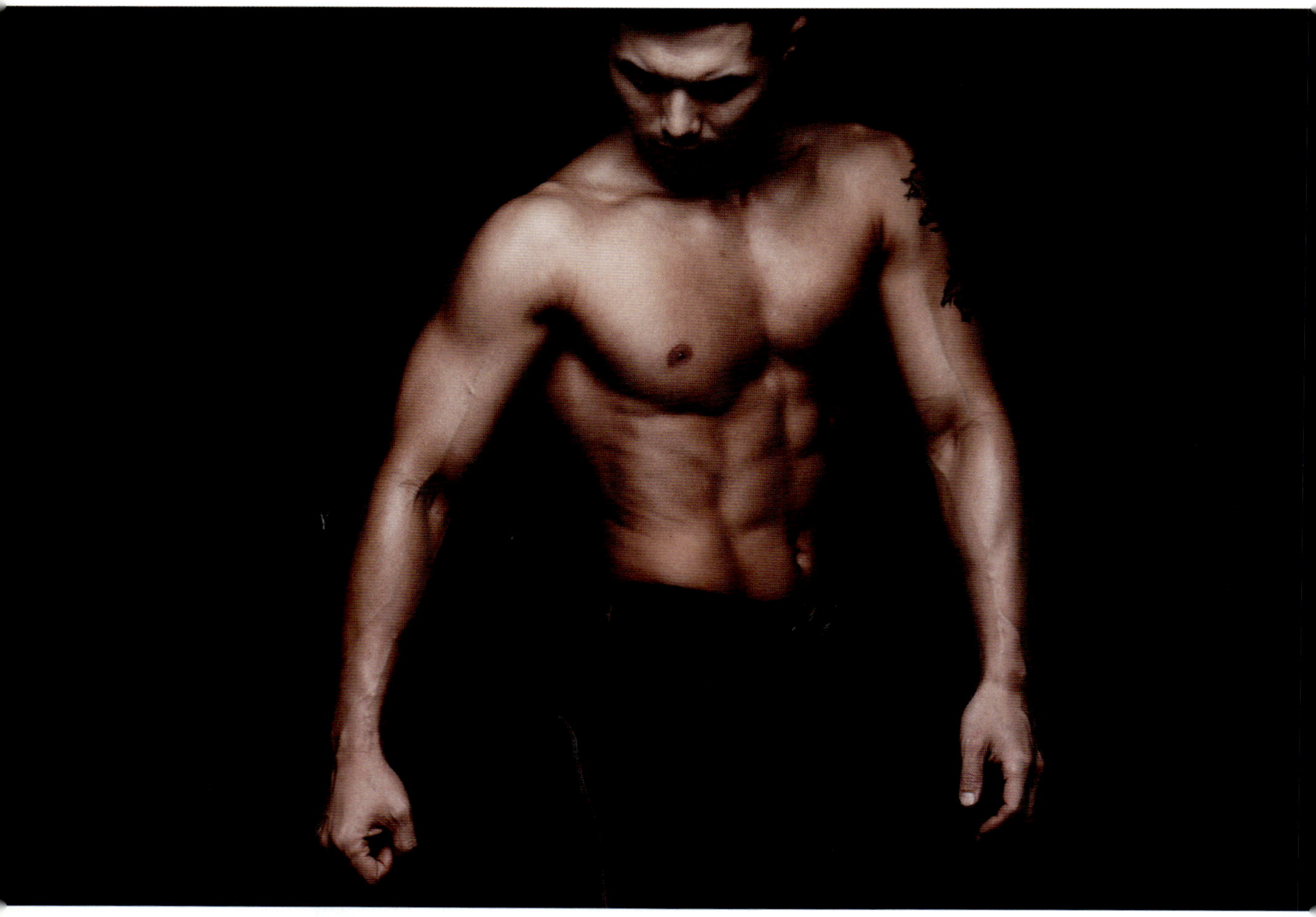

포인트

1. 강도를 조절하면 허리가 약한 사람들도 쉽게 따라 할 수 있습니다.
2. 상체를 비틀어 외복사근을 자극해 군살 없는 선명한 복근을 만들 수 있습니다.

주의사항

1. 상체를 틀어줄 때 몸 전체가 흐트러지지 않도록 중심을 잘 잡아야 합니다.
2. 다리가 바닥에 닿지 않아야 높은 강도를 유지할 수 있습니다.

대체운동

힐터치(46p), 러시안 트위스트(70p)

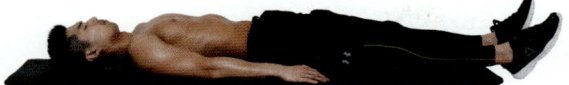

1 하늘을 보고 바로 눕습니다.

2 가볍게 주먹을 쥔 후 손을 귀에
가깝게 대 줍니다.

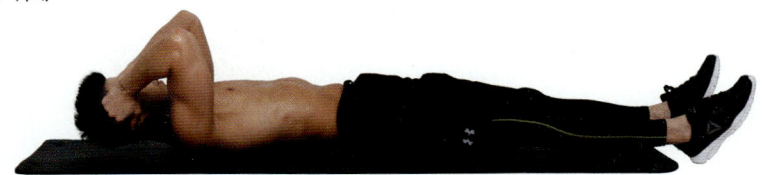

중심이 흐트러지지
않도록 주의합니다.

3 상체와 하체를 들어 올려 팔꿈치가 반대쪽
무릎과 닿도록 몸을 한쪽으로 틉니다.

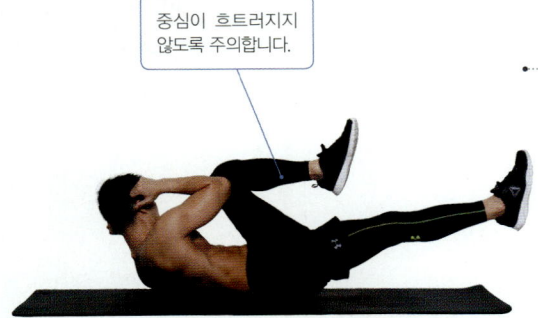

4 다시 천천히 내려간 후 반대쪽 상체와 하체를
들어 올려 반복합니다.

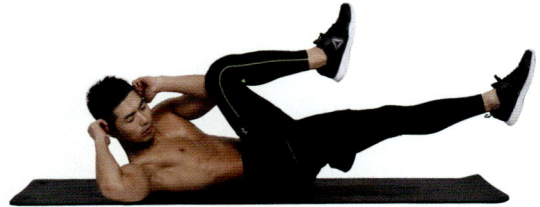

155

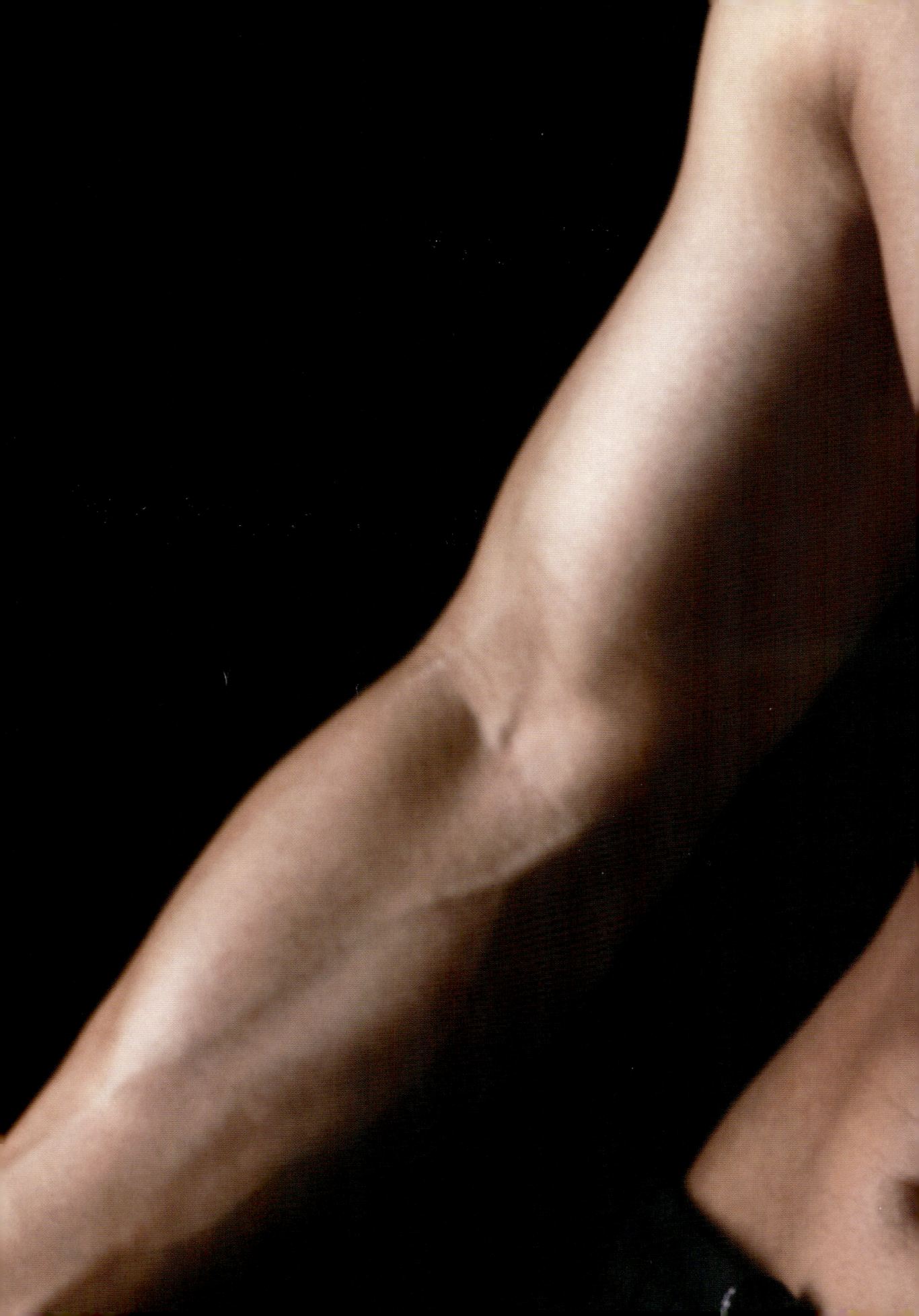

6

상체 홈트 전에
이것만은 꼭 알아두자

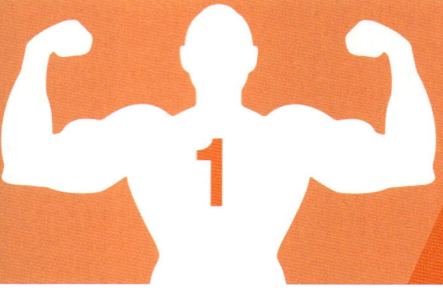

상체 홈트를 할 때
꼭 알아야 할 9가지 팁

구기종목이나 유산소 운동 등 여럿이 함께 할 수 있는 운동은 지루하거나 외롭지 않아 운동에 집중할 수 있지만, 자신의 시간에 맞춰 자유롭게 운동하기가 힘들다는 단점이 있습니다. 운동에 참여하는 사람 모두의 시간에 맞춰야 하며, 운동이 취소되거나 일찍 끝나는 등 변수도 많습니다. 특히 바쁜 현대 사회에서는 모임에 참여해 함께 운동을 한다는 건 어려운 일입니다. 그렇기 때문에 운동할 시간을 내기 어려워 헬스장이나 운동 동아리에 나가는 것보다는 여유시간에 집에서 혼자 운동하는 것을 선호하는 사람들이 점점 많아지고 있습니다.

집에서 혼자 운동을 하는 건 지루하고 어색할 수 있습니다. 사람들은 혼자서도 지루하지 않고 꾸준히 운동할 수 있는 방법이 무엇인지, 어떻게 해야 집중할 수 있는지 그 방법을 알고 싶어 합니다. 운동에 더 집중하기 위해 여러 방법을 동원해보고 실험하며 자기에게 가장 잘 맞는 이상적인 방법을 찾기 위해 노력합니다. 그런 분들을 위해 홈트를 할 때 알면 좋은 9가지 팁을 소개합니다.

빠른 리듬으로 활력을 더하자!

빠른 리듬의 음악을 들으면서 운동을 하면 힘도 나고, 기분도 좋아집니다. 혼자 운동을 하면 자칫 무기력하고 지루해질 수 있는데 이를 방지해주는 게 음악입니다. 특히 빠른 리듬의 음악은 자신도 모르는 사이 운동에 흥을 돋우고 활력을 더해주고 아드레날린을 분비시켜 근육을 자극합니다. 헬스장에 가본 경험이 있다면 아시겠지만 헬스장에는 항상 음악이 틀어져 있습니다. 헬스장에서 약간 시끄러울 정도로 음악을 틀어놓는 것도 운동을

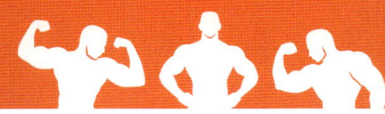

할 때 조금이라도 더 활력을 주기 위해서입니다. 이전까지 텔레비전을 보거나 조용한 환경에서 홈트를 했다면 이제부터는 신나는 음악을 틀어놓고 해봅시다. 지루함은 없고 활력이 넘치는 시간이 될 것입니다.

거울을 항상 가까이 두자!

홈트를 할 때 제일 좋은 친구이자 스승은 바로 거울입니다. 운동을 하면서 자세를 정확하게 하고 있는지, 어디까지 몸을 비틀어야 하는지 잘 모르겠다면 거울을 보면서 운동하면 좋습니다. 거울을 보면서 책이나 동영상에서 본 동작을 그대로 흉내 내는 것만으로도 바른 자세를 더 빨리 익힐 수 있습니다. 또한 근육을 눈으로 확인하면서 운동을 하면 운동 부위에 보다 집중할 수 있습니다. 꼭 전신을 다 볼 수 있는 큰 거울이 아니어도 됩니다. 작은 거울이나 창문, 텔레비전 화면에 비치는 모습을 보면서 운동해도 괜찮습니다. 중요한 것은 자신의 모습과 책이나 동영상에서 본 동작을 비교하는 것입니다. 거울을 보며 운동하면 자세도 잡아주고 하루가 다르게 변해가는 자신의 몸도 관찰할 수 있어 더욱 즐기면서 운동할 수 있습니다.

동영상은 최고의 스승이다!

제가 운동을 시작할 때만 해도 지금처럼 운동에 관한 동영상을 쉽게 구할 수 없었습니다. 그래서 운동을 잘하는 사람이 있는 곳을 찾아가 먼발치에서 보고 따라하거나 그것도 여의치 않으면 그 사람의 운동 방식을 외웠다가 상상하며 따라하고는 했습니다. 하지만 요즘은 그렇지 않습니다. 인터넷 포털 사이트나 유튜브 등에서 검색만으로도 운동 동영상을 쉽게 찾을 수 있습니다.

동영상을 보며 자신이 동영상 속 트레이너가 되었다고 상상하며 운동을 해봅시다. 트레이너의 호흡·자세·박자 등을 계속 따라하다 보면 어느새 내 몸에도 자연스럽게 그 흐름이 밸 것입니다. 운동을 잘하는 사람들은 바른 자세는 물론이고, 동작을 할 때나 동작과 동작 사이가 이어질 때 특정한 리듬을 갖고 있습니다. 이런 리듬은 글이나 말로 배울 수 있는 것이 아닙니다. 전문 트레이너들을 반복적으로 따라 하다 보면 어느새 자연스럽게 얻게 되는 것입니다. 같은 동작이라도 개수를 채우기 위해 기계적으로 하는 운동과 전문 트레이너들의 리듬을 따라서 하는 운동에는 큰 차이가 있습니다. 동영상을 보면서 꾸준히 따라 하다 보면 혼자서 하는 운동이라도 빨리 익숙해지고 잘 할 수 있을 것입니다.

자세에 집중해 편안히 호흡하자

운동할 때 호흡법은 중요하지만 생각만큼 어렵지는 않습니다. 많은 힘을 쓰지 않는 운동이라면 편안하게 호흡하면 됩니다. 일부러 숨을 더 마시거나 내뱉으려고 하지 말고, 올바른 자세만 생각하며 운동에 집중하면 자연스럽게 호흡할 수 있습니다.

만약 순간적으로 힘을 쓰게 되는 운동을 한다면 보통 힘을 세게 주는 순간에 숨을 참으면 됩니다. 그다음 힘을 뺄 때 자연스럽게 바로 숨을 내뱉고 마십니다. 자세에 집중만 한다면 초보자도 어려움 없이 잘 호흡할 수 있습니다.

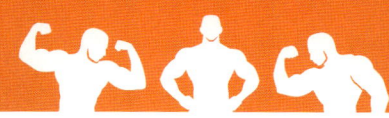

가벼운 스트레칭으로 몸을 풀어주자

상체 운동 전후로 스트레칭을 해주는 것은 좋은 습관입니다. 운동 전에는 스트레칭을 통해 몸에 열을 내 긴장을 풀 수 있고, 운동 후에는 적당한 스트레칭으로 마무리를 하면 피로 회복에 도움을 줄 수 있습니다. 해야 하는 운동보다 스트레칭이 과하면 몸에 문제가 될 수 있으므로, 스트레칭은 가볍게 몸의 긴장을 풀어주는 정도만 하는 것이 바람직합니다.

근육 운동에는 남녀 구분이 없다

많은 여성분들이 남성들이 하는 근육 운동을 하면 부드러운 라인이 아니라 울퉁불퉁한 근육이 생길지도 모른다는 생각을 갖고 있습니다. 근육을 자주 쓰거나 키우는 게 몸에 좋다는 사실은 성별을 떠나 모두에게 똑같이 적용되는 규칙입니다. 남녀 모두에게 규칙적이고 적당한 근육 운동은 지방을 연소시켜 균형 잡힌 몸을 만드는 데 도움을 줍니다. 건강한 몸을 만들기 위해서는 근육 운동이 필수적입니다. 근육 운동을 꾸준히 한다면 남녀 모두 탄력 있고 균형 잡힌 몸을 만들 수 있습니다.

물은 조금씩 나누어 마시자

운동을 해 본 경험이 있다면 운동할 때 물을 언제 마셔야 하는지, 아예 마시지 않아야 하는지 한 번쯤 궁금했을 것입니다. 운동시 물은 갈증이 나기 전에 한 모금씩 마셔야 하며, 한 번에 많은 양의 물을 마시는 것을 주의해야 합니다. 특히 갈증이 난다고 물을 벌컥벌컥 마시면 운동하는 동안 위에 부담이 갈 수 있습니다. 따라서 물은 한두 모금 정도 조금씩 마시는 것이 좋고,

갈증이 심하게 날 경우에는 입 안 가득 물을 머금고 조금씩 나누어 삼켜주는 것도 좋은 방법입니다.

운동 후 30분, 단백질을 보충하자

많은 사람들이 단백질 보충제만으로도 근육을 만들 수 있다고 오해합니다. 단백질 보충제는 근력 운동 후 손상된 근육을 회복·성장시키는 과정에서 필요한 단백질을 보충해주는 보조식품입니다. 따라서 충분한 근육 운동을 하지 않은 사람은 보충제를 먹어도 근육을 만드는 데 큰 도움을 받을 수 없습니다. 단백질 보충제는 운동 후 30분 이내에 먹는 것이 효과적이며, 취침 1시간 전에는 보충제를 섭취해야 잠자는 동안 이루어지는 근육의 회복과 성장에 도움이 됩니다. 강도 높은 운동을 했을 때는 단백질 보충제를 섭취하는 것이 도움이 되지만, 운동의 강도가 그리 세지 않았다면 보충제 대신 계란·닭가슴살·두부 등 단백질이 함유된 일반 식품으로 대체할 수 있습니다.

통증으로 알아보는 바른 운동법

운동을 하면서 통증이 오는 경우는 보통 운동을 하는 동안의 통증과 운동 후 통증 2가지로 나뉩니다. 운동하는 동안에 시큰거리거나 날카로운 느낌의 통증이 느껴질 경우, 자세가 잘못되었거나 자신과 맞지 않는 운동일 수 있습니다. 이때는 무리하게 운동을 하지 말고 멈추거나 다른 운동으로 대체하는 것이 좋습니다. 반면 몸의 근육이 부풀어 오르듯 뻑뻑하고 꽉 차는 느낌이 든다면 바르게 운동하고 있다는 반증입니다.

운동 후에 오는 통증은 지연성 근육통으로 보통 '알이 배기다.'라고 표현

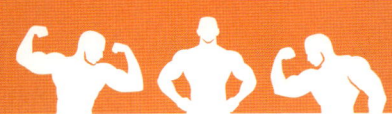

합니다. 잘 사용하지 않던 근육을 사용해 근섬유가 파열되어 통증이 유발되는 것으로, 일반인의 경우 1주일에서 길게는 2주일 정도 지연성 근육통이 올 수 있습니다. 이럴 때는 같은 동작의 운동을 가볍게 해주면 근육 통증을 조금 완화시킬 수 있습니다. 갑자기 강도 높은 운동을 했을 때 지연성 근육통이 올 수 있으니, 이때는 무리하지 말고 조금씩 강도와 시간을 늘리는 것이 좋습니다.

홈트를 하기로 결심했으나 자신이 없다고 생각된다면 위의 방법들을 참고해 운동하시길 바랍니다. 처음부터 무리하지 말고 '이 운동 한번 해볼까? 하다가 너무 힘들면 쉬고 다른 운동을 하면 되지.' 하면서 자신의 능력에 맞게 조금씩 해나간다면 혼자서 하더라도 효과적인 운동을 할 수 있습니다. 건강한 몸, 균형 잡힌 몸은 나이와 상관없이 그 사람을 빛나게 해줍니다. 세월이 지나가는 것은 잡을 수 없지만 건강한 신체에서 오는 젊음과 생기는 노력으로 잡을 수 있습니다.

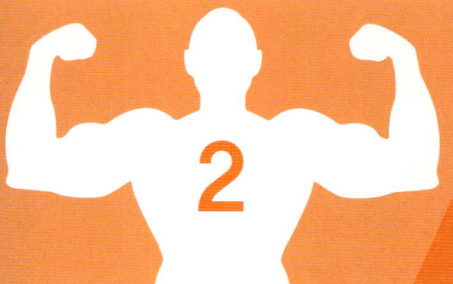

좋은 식단 vs. 나쁜 식단, 음식을 조절하라

좋은 식단은 무엇이고, 나쁜 식단은 무엇일까요? 좋은 식단은 닭가슴살이나 고구마만 먹고, 나쁜 식단은 치킨이나 피자를 먹는 것일까요? 세상에는 맛있는 음식이 참 많습니다. 그런데 몸매를 만들고 건강해져야 한다는 이유로 먹고 싶은 것을 무조건 참으면 스트레스가 되어 몸에 좋지 않습니다. 그렇기 때문에 무조건 참는 것이 아니라 먹고 싶은 것을 조금씩 먹으면서 양을 줄이는 연습이 필요합니다.

운동을 할 때 좋은 식단은 자신이 지킬 수 있는, 즉 실현 가능한 식단입니다. 적정 식단을 만들어 월요일부터 금요일 혹은 자신이 잘 지킬 수 있는 5일을 기준으로 잡고, 그날들만큼은 적정 식단으로 식사를 하는 겁니다. 예전에 제가 사용했던 방법을 소개하자면 한 끼 식사량을 두 끼로 나누어서 먹는 겁니다. 당시 저는 한 끼에 보통 밥 한 공기, 삼겹살 한 줄 반, 고추 한 개나 양파 1/3개, 국이나 찌개는 종이컵으로 반 정도를 먹었습니다. 이 한 끼 식사량을 아침과 점심으로 나누어 2번 먹는 것입니다. 저녁은 조금 이른 시간에 식사하되 아침 식사량으로 한 번 더 먹거나, 그 양만큼의 계란·두부·닭가슴살·소고기 등 단백질 식단이나 저칼로리 식단을 먹으면 됩니다. 식사를 하고도 중간에 배가 고프면 견과류를 조금씩 먹어도 좋습니다. 다만 견과류는 칼로리가 높기 때문에 아몬드 10알이나 호두 7알 정도로 개수를 정해서 먹어야 합니다. 이렇게 식단을 짠다면 굳이 삼겹살이나 피자 등 자신이 먹고 싶은 음식을 참지 않고도 식단 관리를 할 수 있습니다.

그리고 적정 식단을 정한 5일을 제외한 남은 2일에는 스스로에게 보상을 준다는 의미로 아침이나 점심에 먹고 싶었던 것을 먹으면 됩니다. 저녁만 아니라면 치킨 반 마리, 피자 2~3조각, 라면 반 개 등 언제든 먹고 싶은 음식을 먹을 수 있습니다. 이때도 양을 정해 먹는다면 몸을 유지하는 데 더욱 도움이 될 것입니다. 이렇게 조금씩 먹는 방법으로 적정 식단을 짠다면 운동 때문에 음식을 못 먹거나 억지로 참아 서러워지는 일은 없을 것입니다.

여기서 제일 중요한 점은 식사량을 제대로 지키지 못했다고 해서 너무 낙심할 필요는 없다는 것입니다. 5일 동안은 잘 지키다가 남은 2일 동안 폭식을 하게 되는 경우도 꽤 많을 겁니다. 5일 동안 참은 것에 대한 보상이니 초반에는 절제하기 힘든 것이 당연합니다. 이럴 때는 포기하지 말고 다시 5일 동안 적정 식단을 잘 지키면 됩니다. 계속해서 이런 상황이 반복되더라도 5일 동안의 적정 식단만 잘 지킨다면 나중에는 남은 2일에도 자연스럽게 정해진 양만 먹게 됩니다. 식단 훈련은 한 번에 이루어지지 않습니다. 중간에 실패하더라도 멈추지 않고 꾸준히 훈련한다면 시간이 지날수록 몸이 알아서 먼저 적정 식단을 지키게 될 것입니다.

몸을 빨리 만들고 싶은 마음에 단식, 원 푸드 다이어트, 무리한 식단 조절을 하는 분들이 많습니다. 이러한 식단으로는 단기간에 살을 빼는 효과는 볼 수 있지만 건강한 몸, 꾸준한 몸을 만들기는 어렵습니다. 먹고 싶은 음식을 먹으면서 천천히 식사량을 조절하는 훈련만 잘 한다면 혼자서도 충분히 건강한 몸을 만들 수 있습니다.

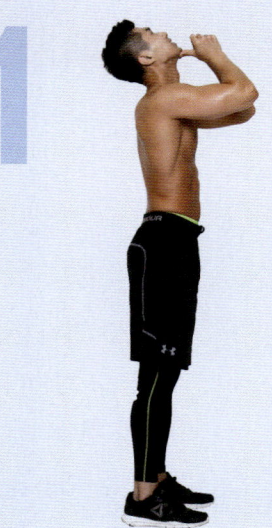

머리 들어 목 올리기(10초)

옆으로 뒷목 늘이기(좌 10초/우 10초)

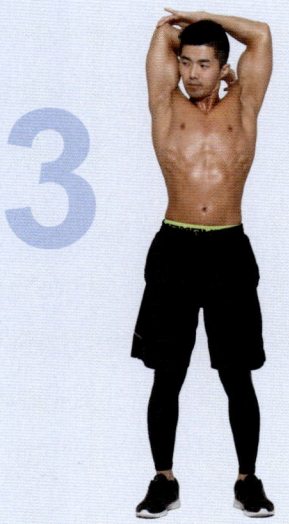

머리 뒤로 팔꿈치 누르기(좌 10초/우 10초)

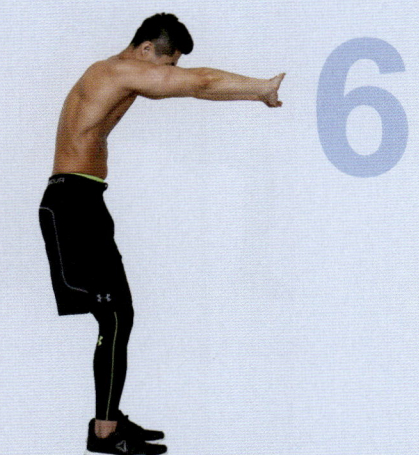

깍지 끼고 등 동그랗게 말기(10초)

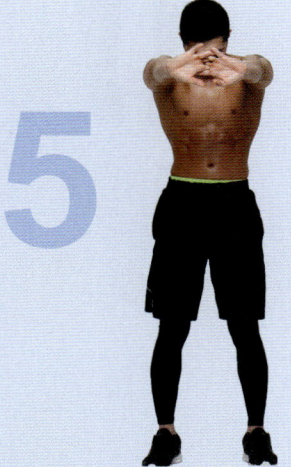

깍지 끼고 앞으로 팔 뻗기(10초)

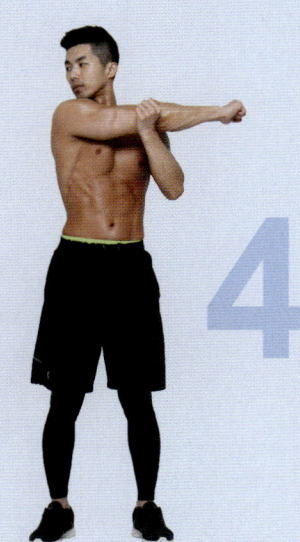

어깨 당겨 늘이기(좌 10초/우 10초)

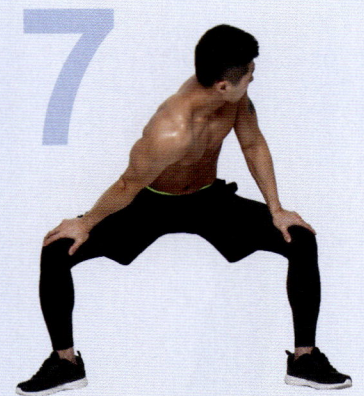

다리 넓게 벌려 안쪽 늘이기(좌 10초/우 10초)

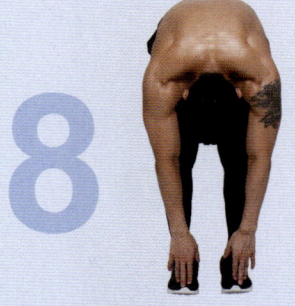

팔 뻗어 상체 숙이기(10초)

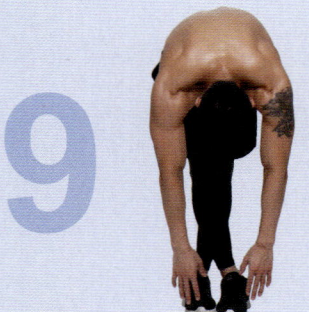

다리 꼬고 팔 뻗어 상체 숙이기(좌 10초/우 10초)

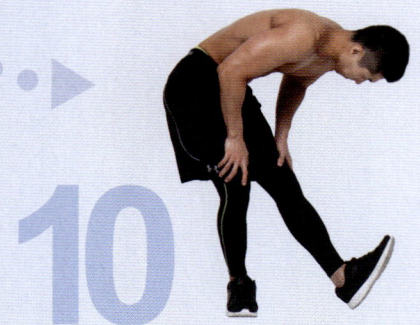

한쪽 발끝 들어 뒤쪽 늘이기(좌 10초/우 10초)

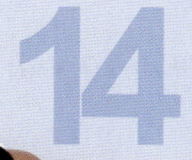

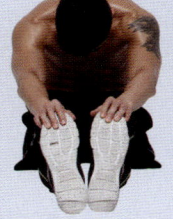

다리 펴고 상체 숙이기 (10초)

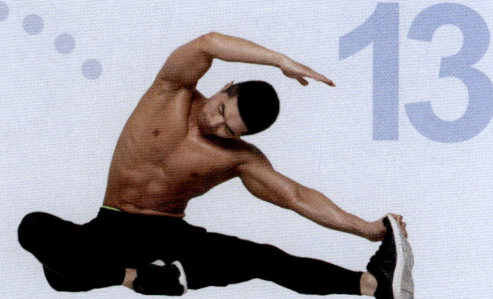

한쪽 다리 옆으로 벌려 옆구리 늘이기(좌 10초/우 10초)

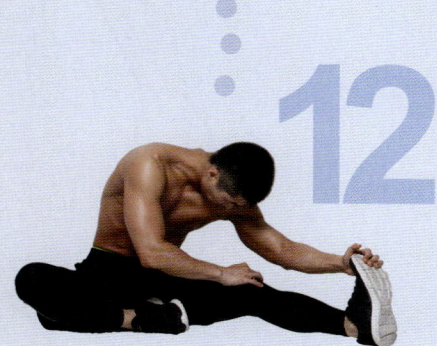

한쪽 다리 옆으로 벌려 발 잡기(좌 10초/우 10초)

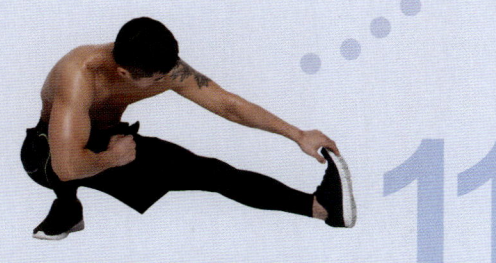

한쪽 다리 옆으로 뻗고 발 잡기(좌 10초/우 10초)

전면

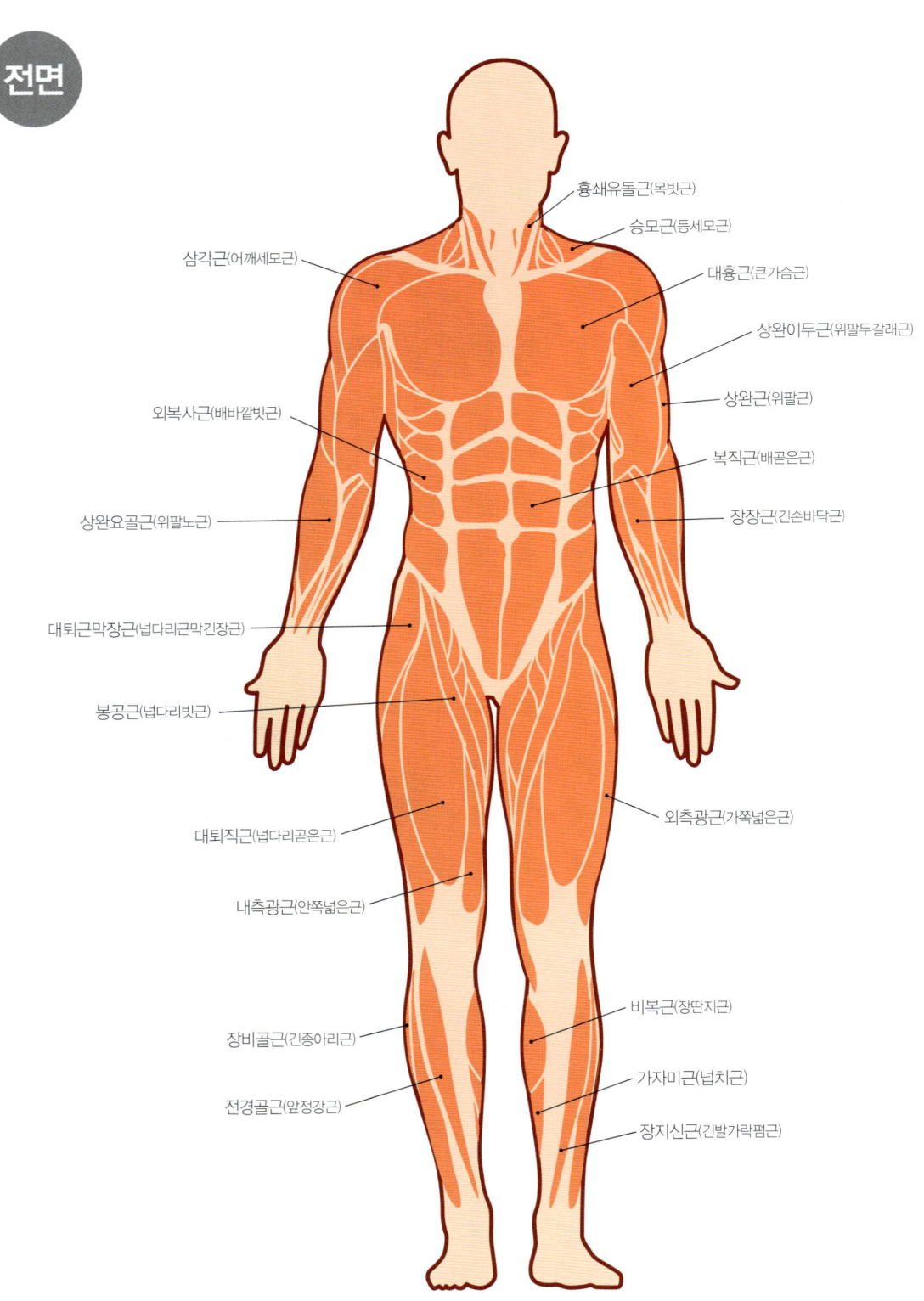

흉쇄유돌근(목빗근)

승모근(등세모근)

삼각근(어깨세모근)

대흉근(큰가슴근)

상완이두근(위팔두갈래근)

외복사근(배바깥빗근)

상완근(위팔근)

복직근(배곧은근)

상완요골근(위팔노근)

장장근(긴손바닥근)

대퇴근막장근(넙다리근막긴장근)

봉공근(넙다리빗근)

외측광근(가쪽넓은근)

대퇴직근(넙다리곧은근)

내측광근(안쪽넓은근)

비복근(장딴지근)

장비골근(긴종아리근)

가자미근(넙치근)

전경골근(앞정강근)

장지신근(긴발가락폄근)

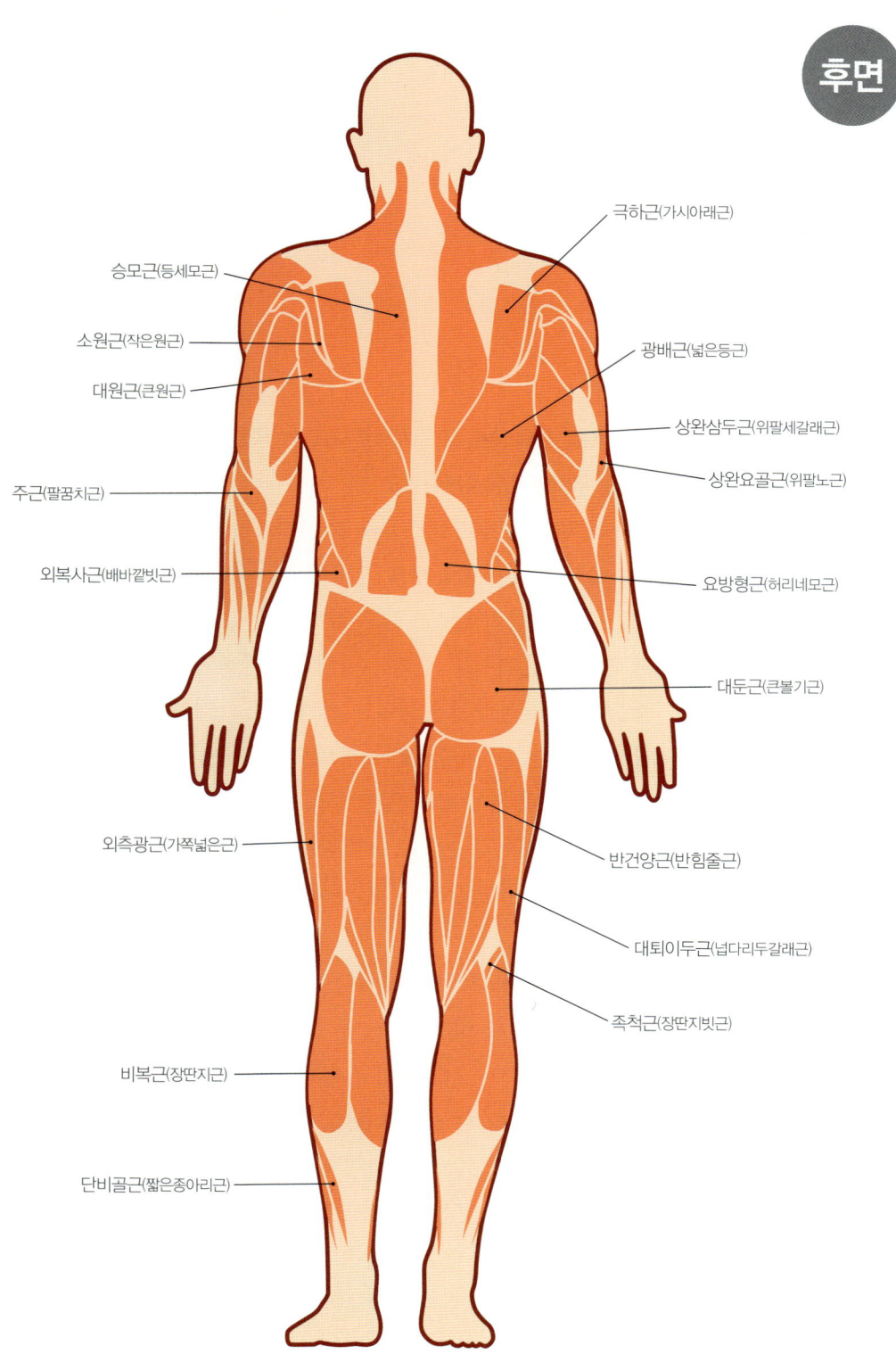

극하근(가시아래근)

승모근(등세모근)

소원근(작은원근)

대원근(큰원근)

광배근(넓은등근)

상완삼두근(위팔세갈래근)

상완요골근(위팔노근)

주근(팔꿈치근)

외복사근(배바깥빗근)

요방형근(허리네모근)

대둔근(큰볼기근)

외측광근(가쪽넓은근)

반건양근(반힘줄근)

대퇴이두근(넙다리두갈래근)

족척근(장딴지빗근)

비복근(장딴지근)

단비골근(짧은종아리근)

171

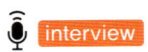

『난생 처음 상체 홈트』
저자와의 인터뷰

Q. 『난생 처음 상체 홈트』를 소개해주시고, 이 책을 통해 독자들에게 전하고 싶은 메시지는 무엇인지 말씀해주세요.

A. 운동을 하고 싶어도 헬스장에 갈 시간이나 비용이 없는 분들, 무리한 운동으로 지쳐있는 분들에게 혼자서도 건강하고 균형 있는 몸을 만들 수 있는 프로그램을 알려드리고 싶었습니다. 운동은 어려운 것이 아닙니다. 누구나 혼자서도 충분히 멋지고 건강한 몸을 만들 수 있습니다. 다만 그 방법을 몰라서 망설이는 것입니다. 그래서 여러 운동 중에서도 쉽지만 강력한 동작들을 모아 프로그램을 구성했습니다. 처음부터 강도 높은 운동, 내 몸에 맞지 않는 무리한 운동을 할 필요는 없습니다. 자신의 체력에 따라 강약을 조절해 하루 몇 분이라도 꾸준히 운동한다면 누구나 건강한 몸을 만들 수 있습니다.

Q. 시중에 많은 유사도서들이 있습니다. 이 책만의 특징이 있다면 무엇인가요?

A. 시중에는 상체나 하체, 어느 한 부분을 위한 책보다는 몸 전체를 다룬 책들이 많습니다. 그러나 이 책은 이런 도서들과는 달리 좀더 운동에 효율적으로 접근할 수 있도록 몸을 상체와 하체로 나누고, 상체 운동을 중점적으로 할 수 있는 프로그램으로 구성했습니다. 여기에 연속 동작과 세부 동작마다 동영상 QR코드를 넣어, 홈트이지만 저와 함께 처음부터 끝까지 운동할 수 있다는 강점이 있습니다. 또한 운동 개수와 쉬는 시간, 주의해야 할 동작과 각 동작의 포인트를 간략하게 설명해 체계적으

로 프로그램을 구성했습니다. 이 책을 통해 홈트로도 충분한 운동 효과
를 보실 수 있을 것입니다.

Q. 이상적인 상체 운동을 위해 이 책을 어떻게 활용하면 좋을지 소개해주세요.

A. 각 동작마다 실린 동영상을 활용하는 것이 가장 좋은 방법입니다. 운동
의 효과는 좋은 자세에서 나오고 좋은 자세는 편안한 호흡과 운동 리듬
에서 나옵니다. 처음에는 호흡을 하는 것도 어색하고, 리듬을 잡는 것도
어려울 수 있지만 동영상을 보고 꾸준히 따라한다면 전문가의 호흡 간
격, 운동 리듬 등이 저절로 몸에 밸 것입니다. 또한 책에서 정해놓은 운
동 개수에 너무 연연하지 않으셔도 됩니다. 운동 강도의 가이드라인을
잡기 위한 개수일 뿐 필수적인 것이 아닙니다. 자신의 체력이나 그날의
컨디션에 따라 운동을 많이 하거나 적게 하셔도 괜찮습니다.

Q. 개인 PT를 빠지지 않고 꾸준히 나가는 것도 힘든데요, 홈트(홈트레이닝)는 혼자서
해야 합니다. 홈트시 어떠한 마음가짐이 필요한가요?

A. 운동하는 건 우리가 회사에 가고, 식사를 하고, 친구를 만나는 일처럼
어려운 일이 아닙니다. 혼자서 하는 운동도 마찬가지입니다. 일상처럼
편하게 생각하면 됩니다. 몸을 만들어 대회에 꼭 나가야겠다는 분이 아
니라면 가벼운 마음으로, 시간이 날 때 짬짬이 운동하면 됩니다. 운동이
잘되는 날은 더하고, 안 되는 날은 조금 덜하면 됩니다. 하루 회사를 못

나가거나 밥을 굶거나 친구를 만나지 못했다고 해도 다음 날 다시 출근하고, 밥 먹고, 약속 잡는 것을 두렵거나 낯설어하지 않습니다. 이와 마찬가지로 운동도 편한 일상으로 생각하면 됩니다.

Q. 다이어트는 먹는 것에 대한 스트레스로 인해 실패하는 경우가 많습니다. 음식은 어떻게 조절해야 좋은지 말씀해주세요.

A. 먹는 것도 앞서 말한 것과 같이 일상생활입니다. 가끔 굶거나 가끔 폭식하는 것은 중요치 않습니다. 그건 내 몸이 갖는 일종의 일탈입니다. 중요한 것은 소식을 하는 것입니다. 평상시 잘 지킬 수 있는 식단으로 음식량을 줄이고 운동도 꾸준히 한다면 어느새 몸은 가벼워질 것입니다. 음식으로만 다이어트를 할 경우, 실패 또는 성공 2가지의 결과밖에 없습니다. 잠자고 일어나는 것과 마찬가지로 먹는 것과 운동을 일상이라고 생각한다면 음식으로 인한 스트레스, 다이어트 실패, 요요 등으로부터 해방될 수 있습니다. 맛있는 음식을 눈 앞에 두고도 먹지 못해 스트레스 받는 일이 더이상 없었으면 합니다.

Q. 운동은 크게 상체 운동과 하체 운동으로 나누는데요, 우리 몸 중 상체는 어디부터 어디까지를 말하는 것인가요?

A. 보통 허리를 기준으로 윗부분을 상체라고 말하고, 아랫부분을 하체라고 구분합니다. 상체 운동의 대표적인 부위는 가슴·등·팔·어깨입니다.

이 4가지 부위가 사람들이 흔히 생각하는 상체 운동 부위입니다. 이 상체 부위를 좀더 세분화한다면 이두·삼두·복근·허리로 나눌 수 있습니다. 상체 운동시 어느 한 부위를 발달시키기 위해 그 부위만 운동하지 말고 그와 연관되는 근육들을 골고루 운동해주면, 서로 상호작용이 일어나 상체가 균형 있게 발달할 수 있습니다.

Q. 홈트를 할 때 알아두면 좋은 팁을 몇 가지 말씀해주세요.

A. 우선 거울을 보면서 운동을 하면 혼자서도 바른 자세를 잡는 것이 용이합니다. 이때 꼭 큰 거울이 아니더라도 작은 거울, 창문, 텔레비전 화면 등 자신의 모습이 보이면 어떤 것을 이용하셔도 됩니다. 또 하나는 빠른 리듬의 음악을 듣는 것입니다. 빠른 리듬의 음악은 운동이 지루해지지 않도록 도와주어 운동의 효율도 높아집니다. 그 다음은 동영상을 참고하는 것입니다. 동영상에 나오는 전문가의 운동 리듬을 따라 하다 보면 좋은 자세, 바른 운동법을 수월하게 익힐 수 있습니다. 또한 물과 단백질 보충제도 먹는 방법에 따라 운동의 팁이 될 수 있습니다. 물은 갈증이 심해지기 전에 미리 한 모금씩 먹어야 하고, 단백질 보충제는 강도 높은 근육 운동을 했을 경우에 한해서 운동 후 30분, 취침 1시간 전에 먹으며 근육을 키우는 데 도움이 됩니다.

Q. 운동을 할 때 좋은 식단은 무엇이고, 나쁜 식단은 무엇인가요?

A. 좋은 식단, 나쁜 식단은 따로 정해져 있지 않습니다. 흔히 좋은 식단은 채소가 많으며 저칼로리·고단백질로만 이루어진 식단이고, 나쁜 식단은 피자·짜장면·치킨 등 고칼로리 음식이 들어간 식단이라고 생각합니다. 하지만 진짜 좋은 식단은 음식에 대한 스트레스를 받지 않는 식단입니다. 먹고 싶은 것을 먹지 못하고 단일 음식만 먹거나 굶으면서 식단관리를 할 경우, 스트레스도 받고 건강도 나빠집니다. 음식량을 줄여 위를 줄이고, 일주일에 한두 번은 자신이 먹고 싶은 음식을 먹으면서 음식에 대한 스트레스를 받지 않는다면 운동도 더 즐거워질 것입니다.

Q. 근육 운동을 할 때 여자가 하는 운동과 남자가 하는 운동이 따로 있나요? 자세한 설명 부탁드립니다.

A. 근육은 우리 몸을 유지해주고, 부상을 당했을 경우 빠르게 회복하는 데 도움을 주는 매우 중요한 요소입니다. 근육은 우리가 하는 모든 동작들에 관여하기에 근육 운동은 남녀노소 누구나 꼭 해야 하는 운동입니다. 가끔 근육 운동에 대해 남자가 하는 운동, 여자가 하는 운동이 따로 있는 것처럼 이야기하는 사람도 있습니다. 이러한 생각은 남녀의 신체적 차이로 생긴 선입견일 뿐입니다. 여성분들도 근육 운동을 해야 탄력 있고 라인 잡힌 몸매를 만들 수 있습니다. 다만 근육 운동시 식단 조절이 안 되면 살이 찔 수 있으니 이것만 주의하면 됩니다.

Q. 이 책을 통해 홈트를 해보겠다고 용기를 가진 독자들에게 당부하고 싶은 이야기가 있다면 말씀해주세요.

A. 일상에는 언제나 약간의 일탈이 있을 수 있으며, 다시 일상으로 돌아오면 그 일탈은 곧 잊혀집니다. 운동은 일상입니다. 만약 여러 사정이 생겨 운동하는 것을 멈췄다면 조금만 쉬고 다시 시작하면 됩니다. 중요한 것은 꾸준히 하는 것입니다. 거창한 목표를 잡는 대신 하루 몇 분 이상 꾸준히 운동을 하다보면 어느새 몸이 그 리듬에 익숙해져 운동이 자연스러운 일이 될 것입니다. 작은 노력과 꾸준함만 있다면 남들이 부러워하는 건강하고 멋진 몸을 만들 수 있습니다.

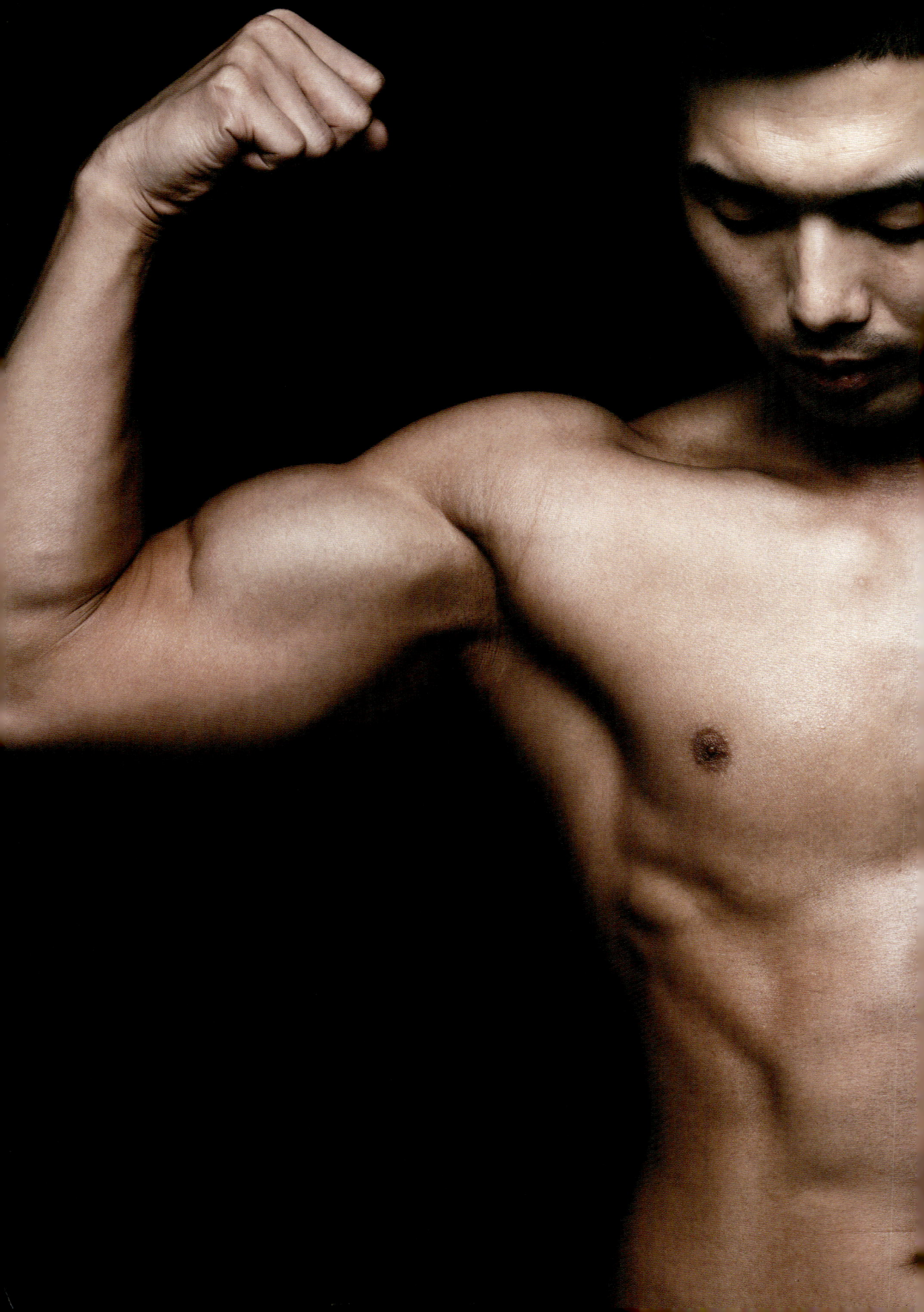

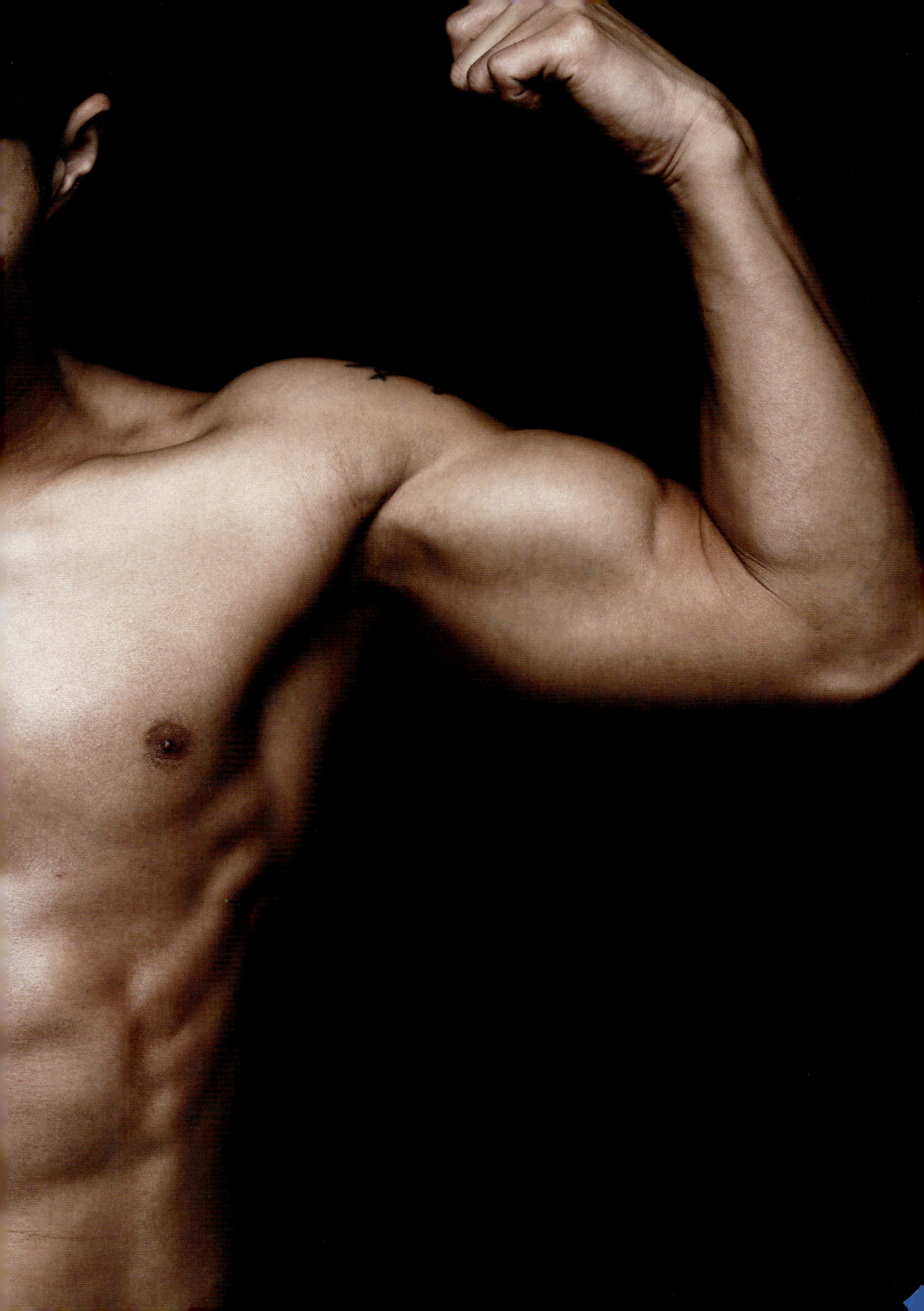

독자 여러분의
소중한 원고를 기다립니다

원앤원스타일은 독자 여러분의 소중한 원고를 기다리고 있습니다. 집필을 끝냈거나 혹은 집필중인 원고가 있으신 분은 khg0109@hanmail.net으로 원고의 간단한 기획의도와 개요, 연락처 등과 함께 보내주시면 최대한 빨리 검토한 후에 연락드리겠습니다. 머뭇거리지 마시고 언제라도 원앤원스타일의 문을 두드리시면 반갑게 맞이하겠습니다.